《实用临床药物治疗学》丛书

主任委员　吴永佩　金有豫
总 主 译　金有豫　韩 英

国家卫生健康委医院管理研究所药事管理研究部　组织翻译

U0644051

APPLIED THERAPEUTICS
The Clinical Use of Drugs

实用临床药物治疗学
眼科疾病

第 11 版

主　　　编	Caroline S. Zeind　Michael G. Carvalho
分 册 主 译	王家伟
分 册 译 者	（按姓氏笔画排序）
	孙旭光　肖　宁　余克富　宋智慧　张　杨
分册负责单位	首都医科大学附属北京同仁医院

人民卫生出版社

图书在版编目(CIP)数据

实用临床药物治疗学. 眼科疾病/(美)卡罗琳·S.
扎因得(Caroline · S. Zeind)主编;王家伟主译. —
北京:人民卫生出版社,2020
    ISBN 978-7-117-29731-8

    Ⅰ.①实…   Ⅱ.①卡…②王…   Ⅲ.①眼病-药物疗
法   Ⅳ.①R453

    中国版本图书馆 CIP 数据核字(2020)第 020158 号

人卫智网	www.ipmph.com	医学教育、学术、考试、健康,
		购书智慧智能综合服务平台
人卫官网	www.pmph.com	人卫官方资讯发布平台

版权所有,侵权必究!

图字:01-2018-6491

实用临床药物治疗学   眼科疾病

分册主译:王家伟
出版发行:人民卫生出版社(中继线 010-59780011)
地   址:北京市朝阳区潘家园南里 19 号
邮   编:100021
E - mail:pmph @ pmph. com
购书热线:010-59787592   010-59787584   010-65264830
印   刷:北京顶佳世纪印刷有限公司
经   销:新华书店
开   本:889×1194   1/16   印张:3.5
字   数:143 千字
版   次:2020 年 3 月第 1 版   2020 年 3 月第 1 版第 1 次印刷
标准书号:ISBN 978-7-117-29731-8
定   价:45.00 元

打击盗版举报电话:010-59787491   E-mail:WQ @ pmph.com
质量问题联系电话:010-59787234   E-mail:zhiliang @ pmph.com

《实用临床药物治疗学》（第 11 版）译委会

主 任 委 员　吴永佩　金有豫

副主任委员　颜　青

总 主 译　金有豫　韩　英

副总主译　缪丽燕　吕迁洲　樊德厚　蒋学华

分册（篇）主译

第一篇	总论		蒋学华	杜晓冬
第二篇	心血管系统疾病		牟　燕	周聊生
第三篇	呼吸系统疾病		杨秀岭	蔡志刚
第四篇	消化系统疾病			韩　英
第五篇	肾脏疾病		缪丽燕	卢国元
第六篇	免疫失调		张雅敏	徐彦贵
第七篇	营养支持			吕迁洲
第八篇	皮肤疾病		鲁　严	孟　玲
第九篇	骨关节疾病		伍沪生	毛　璐
第十篇	妇女保健		赵　霞	张伶俐
第十一篇	内分泌系统疾病		梅　丹	邢小平
第十二篇	眼科疾病			王家伟
第十三篇	神经系统疾病		王长连	吴　钢
第十四篇	感染性疾病	夏培元	吕晓菊	杨　帆
第十五篇	精神疾病和物质滥用		姚贵忠	孙路路
第十六篇	肿瘤		杜　光	桂　玲
第十七篇	儿科疾病		徐　虹	李智平
第十八篇	老年疾病		封宇飞	胡　欣

3

《实用临床药物治疗学》为 *APPLIED THERA-PEUTICS：the Clinical Use of Drugs* 第 11 版的中译本。其第 8 版中译本曾以《临床药物治疗学》之名于 2007 年出版。

《实用临床药物治疗学》一书为临床药学的经典教材和参考书。其第 1 版由美国被誉为"药师对患者监护开拓者"（Pioneering the Pharmacists' Role in Patients Care）且 2010 年美国 Remington 荣誉奖获得者的著名药学家 Marry Anne Koda-Kimble 主编，于 1975 年作为教材面世，至今出版已 44 载，虽经多版修订，但始终未离其编写初衷：采用基于"案例"和"问题"进行教育的特点和方法，帮助学生掌握药物治疗学的基本知识；学生可从中学习到常见疾病的基本知识；培养学生解决问题的能力，以制定和实施合理的药物治疗方案；每个案例均融入各章的治疗关键概念和原则等。

为了表彰作者的贡献，其第 10 版书名首次被冠名为"*Koda-Kimble & Young's Applied Therapeutics*"，以资纪念。

本版与第 8 版相比，其参加编写和每篇负责人的著名药学院校专家分别增为 214 人和 26 人。

本书第 11 版的章节数经调整后共 18 篇 110 章。与第 8 版的 101 章相比，增改了 9 章。各章内容均有所更新，特别是具有本书特点的"案例"和"问题"的数量，分别增至约 900 例和 2 800 多题，个别案例竟多达 12 题，甚至 18 题，从病情到治疗，由繁到简，环环丝扣，最终解释得清清楚楚。原版全书正文总面数达 2 288 面，堪称与时俱进的经典巨著。

当前，我国正处于深化医疗改革的阶段，医疗、医保和医药联动的改革工作任务甚重。特别是在开展"以患者为中心"的药学监护（Pharmaceutical Care）工作方面，我国药师无论是在数量还是质量方面，都有相当大的差距，任重而道远。因此本书的翻译出版，定将为药师学习提高专业实践技能，促进药师在医改进展中的服务能力起到重要作用。

为此，简略地回顾一下药师的发展历史，可能有助于读者更深刻地体会本书的特点、意义和价值。

第二次世界大战后，欧美各国家制药工业迅速发展，新药大量开发应用于临床。随着药品品种和使用的增加，药物不良反应也频繁发生，不合理用药加重，药物的不合理使用导致药源性疾病的增加，患者用药风险增大。同时，人类面临的疾病负担严峻，慢性病及其他疾病的药物应用问题也愈加复杂，医疗费用迅速增加，促进合理用药成为共同关注的问题，因而要求医院药学部门工作的转型、药师观念与职责的转变，要求药师能参与临床药物治疗管理，要求高等医药院校培养应用型临床药学专业人才，这就导致药学教育的改革。美国于 1957 年首先提出高等医药院校设置 6 年制临床药学专业 Pharm D. 培养计划，培养临床型药学专业技术人才。至今美国 135 所高等医药院校的药学教育总规模 90% 以上为 Pharm D. 专业教育；规定 Pharm D. 专业学位是在医院和社会药店上岗药师的唯一资格。并在医院建立学员毕业后以提高临床用药实践能力为主的住院药师规范化培训制度。

在此背景下，美国加州旧金山大学药学院临床药学系主任、著名的药学家 Marry Anne Koda-Kimble 主编了本书的第 1 版，作为培养新型药师的教材于 1975 年问世。本书第 1 版前言中指出"正是药师——受过高级培训、成为药物治疗专家，掌握药物的最新知识及了解发展动态、为患者和医师提供咨询，在合理使用药物、防止药物不良反应等方面——将起到关键作用"。美国的一些药学院校在课程设置方面增加了相应的内容，使药师能够胜任

"以患者为中心"参与临床药物治疗管理的工作职责。其后40年来,药师的教育和实践任务随着医疗保健工作的发展,在"以患者为中心"的基础上,不断地向临床药学、实践规范化和系统管理方面进行改革和提高。其中比较突出的有3位美国学者Robert J. Cipolle(药师和教育学家)、Linda M. Strand(药师和教育学家)和Peter C. Morley(医学人类学家和教育学家),作为一个团队,通过调查、研究、试点、总结而提出"药学监护"(Pharmaceutical Care)的理念(philosophy)、实践和规范(practice),指南(guide)以至"药物治疗管理"(Medication Therapy Management,MTM)系统。4位专家的"革命"性变革,提高了药师在医疗保健中的地位及对其重要性的认识,促进了药师专业作用的发挥。因此Robert J. Cipolle、Linda M. Strand两人和Koda-Kimble分别于1997年和2010年获得美国药师协会颁发的代表药学专业领域最高荣誉的Remington奖章,对他们在药学专业领域所作的巨大贡献予以肯定和鼓励。

迄今,世界各国的药学教育和药师的工作重点和作用,也都先后向这方面转变。在我国也正在加速药学教育改革和医院药师职责的转变。本版第1章"药物治疗管理和治疗评估"(Medication Therapy Management and Assessment of Therapy)的内容,很适合我国药师的现状和需要。

有鉴于此,我们组织了本书的翻译,以飨读者。

本书的翻译工作由金有豫教授和吴永佩教授牵头,韩英、缪丽燕、吕迁洲、樊德厚、蒋学华等教授出任总译校审阅工作。由23家三级医院和药学院校有丰富理论和实际经验的药学、医学专家教授及部分临床药师近200人分别承担了18篇共110章的翻译、校译和审译工作,我们对各篇章译校专家所付出的辛勤劳动深表感谢。由于专业知识、翻译水平与经验的不足,难免有疏漏或不当之处,恳请专家和读者提出宝贵意见。

译委会
2019年10月

距第 1 版《实用临床药物治疗学》出版已经 40 多年了,这期间健康卫生的蓝图发生了巨大的变革。虽然科技的巨大进步改变了个体化医疗,但我们也意识到在日益复杂的医疗保健服务系统中所面临的重大挑战。我们比以往任何时候都更需要具有批判性思维和可以运用解决问题技能来改善患者预后的卫生专业技术人员。

大约 40 年后,这本教科书的基本原则——以患者为中心,以案例为基础的学习方法——仍然是卫生专业教育的基石。我们的编者们列出了约 900 个案例来帮助读者在特定的临床环境中综合应用治疗学原则。我们也给卫生专业学生和实践者提供了简要的有关临床医师批判性的思维、解决问题的技能评估和解决治疗问题的思维方式。卫生专业的学生和实践者通过初步了解临床医师评估和解决治疗问题的思维来提升自身批判性思维和解决问题的能力。

熟悉本书过去版本的读者会注意到本书的整体设计与第 10 版一致,每章开头都包含了核心原则部分,提供了本章最重要的概括性信息。每个核心原则都定位于每章将被详细讨论的特定案例,关键性的参考文献和网站在每章结尾列出,每章所有的参考文献都可在网上看到。

基于过去版本中提供的基于案例学习的良好基础,第 11 版做了一些改变,以满足全球卫生专业教育工作者和学生不断变化的教育需求。主编们和编者们将美国医学研究所(Institute of Medicine, IOM)的 5 个核心能力,即以患者为中心的监护能力、跨学科团队的协作能力、基于循证证据的实践能力、质量改进技术的应用能力和信息技术的应用能力作为在书中提出案例研究和问题的主要框架。

此外,2016 年药学教育认证委员会(the Accreditation Council for Pharmacy Education, ACPE)认证标准,药学教育促进中心(the Center for the Advancement of Pharmacy Education, CAPE)教育成果和北美药剂师执照考试(the North American Pharmacist Licensure Examination, NAPLEX)修订版的能力声明作为编写团队和编者们设计编撰第 11 版的指导方针。

本版的特点在于 200 多位经验丰富的临床医师做出了积极的贡献,每一章都经过修订和更新,以反映我们不断变化的药物知识以及这些知识在患者个体化治疗中的应用。几部分内容已经过广泛的重组,引入了新的章节来扩展重要主题,其中包括总论、免疫失调、类风湿性疾病、骨关节疾病、神经系统疾病、精神疾病和药物滥用及肿瘤部分。特别值得注意的是总论部分关于药物相互作用、药物基因组学和个体化用药及职业教育与实践的新章节。此外,还重新设计了 1 章,重点关注重症患者的监护,现在还补充了关于儿童危重症监护的章节。

鉴于将跨专业教育(interprofessional education, IPE)纳入教学、实践和临床环境的重要性,我们添加了一系列由本书各个部分编者们的代表编写的 IPE 案例研究。

由于我们正在计划下一个版本,因此我们欢迎您的反馈。作者从文献、现行标准、临床经验中提取信息,从而分享合理的、深思熟虑的治疗策略。然而,每个实践者都有责任去评估书中实际临床环境中某些观点的适用性,我们支持任何在此领域的发展。我们强烈要求学生和实践者在需要使用新的和不熟悉的药物时参考适当的信息来源。

原著致谢

我们十分感激那些致力于完成第 11 版《实用临床药物治疗学》的所有编者。我们感谢所有编者在平衡承担教育工作者、临床医师和研究人员众多责任的同时，不懈地提供最高质量的编写工作。我们感谢 26 位分册(篇)主编的出色工作，他们在本书的组织结构和章节的个性化编写中提供了必要的关键性的反馈意见，没有他们的奉献和支持，这个版本也是不可能出版的。另外，我们特别希望感谢那些已退休的主编们——Jean M. Nappi、Timothy J. Ives、Marcia L. Buck、Judith L. Beizer 和 Myrna Y. Munar，因为他们是第 11 版的指导力量。我们衷心感谢本书之前版本的编写团队，特别感谢 Brian K. Alldredge 博士和 B. Joseph Guglielmo 博士对第 11 版的指导和支持。我们还要感谢"Facts and Comparisons"允许我们使用他们的数据来构建本书的一些表格。

来自 Wolters Kluwer、Matt Hauber、Andrea Vosburgh 和 Annette Ferran 的团队应该得到特别的认可。他们非凡的耐心、对细节的关注和指导对于这个项目的成功至关重要。我们衷心感谢 Tara Slagle (项目管理)和 Samson Premkumar(制作)协助我们完成这个版本。最重要的是，我们要感谢我们的配偶和家人对我们的爱、理解和坚定的支持。他们无私地给予我们编写本书时所需要的一个个清晨、深夜、周末和假期。

与过去的版本一致，我们继续将我们的工作奉献给激励我们的学生以及教会了我们宝贵经验的患者。我们还将第 11 版献给那些临床医师和教育工作者，他们在应用基于团队的方法提供以患者为中心的监护服务方面发挥了先锋领袖和行为榜样作用。

Michael C. Angelini, PharmD, MA, BCPP
Associate Professor of Pharmacy Practice
School of Pharmacy–Boston
MCPHS University
Boston, Massachusetts

Judith L. Beizer, PharmD, CGP, FASCP
Clinical Professor
Department of Clinical Pharmacy Practice
College of Pharmacy & Allied Health Professions
St. John's University
Jamaica, New York

Marcia L. Buck, PharmD, FCCP, FPPAG
Professor
Department of Pediatrics
School of Medicine
Clinical Coordinator, Pediatrics
Department of Pharmacy
University of Virginia
Charlottesville, Virginia

Michael G. Carvalho, PharmD, BCPP
Assistant Dean of Interprofessional Education
Professor and Chair
Department of Pharmacy Practice
School of Pharmacy–Boston
MCPHS University
Boston, Massachusetts

Judy W. Cheng, PharmD, MPH, BCPS, FCCP
Professor of Pharmacy Practice
School of Pharmacy–Boston
MCPHS University
Boston, Massachusetts

R. Rebecca Couris, PhD, RPh
Professor of Nutrition Science and Pharmacy Practice
Department of Pharmacy Practice, School of Pharmacy–Boston
MCPHS University
Boston, Massachusetts

Steven Gabardi, PharmD, BCPS, FAST, FCCP
Abdominal Organ Transplant Clinical Specialist & Program Director
PGY-2 Organ Transplant Pharmacology Residency
Brigham and Women's Hospital
Departments of Transplant Surgery/Pharmacy/Renal Division
Assistant Professor of Medicine
Harvard Medical School
Boston, Massachusetts

Jennifer D. Goldman, BS, PharmD, CDE, BC-ADM, FCCP
Professor of Pharmacy Practice
School of Pharmacy–Boston
MCPHS University
Boston, Massachusetts

Christy S. Harris, PharmD, BCPS, BCOP
Associate Professor of Pharmacy Practice
School of Pharmacy–Boston
MCPHS University
Boston, Massachusetts

Timothy R. Hudd, PharmD, AE-C
Associate Professor of Pharmacy Practice
School of Pharmacy–Boston
MCPHS University
Boston, Massachusetts

Timothy J. Ives, PharmD, MPH, FCCP, BCPS
Professor
Eshelman School of Pharmacy
The University of North Carolina at Chapel Hill
Chapel Hill, North Carolina

Susan Jacobson, MS, EdD, RPh
Associate Professor of Pharmacy Practice
School of Pharmacy–Boston
MCPHS University
Boston, Massachusetts

Maria D. Kostka-Rokosz, PharmD
Assistant Dean of Academic Affairs
Professor of Pharmacy Practice
School of Pharmacy–Boston
MCPHS University
Boston, Massachusetts

Trisha LaPointe, PharmD, BCPS
Associate Professor of Pharmacy Practice
School of Pharmacy–Boston
MCPHS University
Boston, Massachusetts

Michele Matthews, PharmD, CPE, BCACP
Associate Professor of Pharmacy Practice
School of Pharmacy–Boston
MCPHS University
Boston, Massachusetts

10

分
册
主
编

Susan L. Mayhew, PharmD, BCNSP, FASHP
Professor and Dean
Appalachian College of Pharmacy
Oakwood, Virginia

William W. McCloskey, BA, BS, PharmD
Professor and Vice-Chair
Department of Pharmacy Practice
School of Pharmacy–Boston
MCPHS University
Boston, Massachusetts

Myrna Y. Munar, PharmD
Associate Professor
Department of Pharmacy Practice
College of Pharmacy
Oregon State University
Oregon Health and Science University
Portland, Oregon

Jean M. Nappi, PharmD, FCCP, BCPS AQ-Cardiology
Professor
Clinical Pharmacy and Outcome Sciences
South Carolina College of Pharmacy
Medical University of South Carolina
Charleston, South Carolina

Kamala Nola, PharmD, MS
Professor and Vice-Chair
Department of Pharmacy Practice
Lipscomb University College of Pharmacy
Nashville, Tennessee

Dorothea C. Rudorf, PharmD, MS
Professor of Pharmacy Practice
School of Pharmacy–Boston
MCPHS University
Boston, Massachusetts

Carrie A. Sincak, PharmD, BCPS, FASHP
Assistant Dean for Clinical Affairs and Professor
Department of Pharmacy Practice
Midwestern University Chicago College of Pharmacy
Downers Grove, Illinois

Timothy E. Welty, PharmD, FCCP
Professor
Department of Pharmacy Practice
University of Kansas School of Pharmacy
Lawrence, Kansas

G. Christopher Wood, PharmD, FCCP, FCCM, BCPS
Associate Professor of Clinical Pharmacy
University of Tennessee Health Science Center
College of Pharmacy
Memphis, Tennessee

Kathy Zaiken, PharmD
Professor of Pharmacy Practice
School of Pharmacy–Boston
MCPHS University
Boston, Massachusetts

Caroline S. Zeind, PharmD
Associate Provost for Academic and International Affairs
Chief Academic Officer
Worcester, Massachusetts and Manchester, New Hampshire Campuses
Professor of Pharmacy Practice
Academic Affairs
MCPHS University
Boston, Massachusetts

Steven R. Abel, PharmD, FASHP
Professor of Pharmacy Practice
Associate Provost for Engagement
Purdue University
West Lafayette, Indiana

Jessica L. Adams, PharmD, BCPS, AAHIVP
Assistant Professor of Clinical Pharmacy
HIV and Infectious Diseases Specialist
Department of Pharmacy Practice and Pharmacy Administration
Philadelphia College of Pharmacy
University of the Sciences
Philadelphia, Pennsylvania

Brian K. Alldredge, PharmD
Professor and Vice Provost
University of California–San Francisco
San Francisco, California

Mary G. Amato, PharmD, MPH, BCPS
Professor of Pharmacy Practice
School of Pharmacy–Boston
MCPHS University
Boston, Massachusetts

Jaime E. Anderson, PharmD, BCOP
Oncology Clinical Pharmacy Specialist
MD Anderson Medical Center
University of Texas
Houston, Texas

Michael C. Angelini, PharmD, MA, BCPP
Associate Professor of Pharmacy Practice
School of Pharmacy–Boston
MCPHS University
Boston, Massachusetts

Albert T. Bach, PharmD
Assistant Professor of Pharmacy Practice
School of Pharmacy
Chapman University
Irvine, California

Jennifer H. Baggs, PharmD, BCPS, BCNSP
Clinical Assistant Professor
University of Arizona
Tucson, Arizona

David T. Bearden, PharmD
Clinical Professor and Chair
Department of Pharmacy Practice
Clinical Assistant Director

Department of Pharmacy Services
College of Pharmacy
Oregon State University
Oregon Health and Science University
Portland, Oregon

Sandra Benavides, PharmD, FCCP, FPPAG
Professor
Assistant Dean for Programmatic Assessment and Accreditation
Interim Chair
Department of Clinical and Administrative Sciences
Larkin Health Sciences Institute College of Pharmacy

Paul M. Beringer, PharmD, FASHP, FCCP
Associate Professor
Department of Clinical Pharmacy
University of Southern California
Los Angeles, California

Snehal H. Bhatt, PharmD, BCPS
Associate Professor of Pharmacy Practice
School of Pharmacy–Boston
MCPHS University
Clinical Pharmacist
Beth Israel Deaconess Medical Center
Boston, Massachusetts

Jeff F. Binkley, PharmD, BCNSP, FASHP
Administrative Director of Pharmacy
Maury Regional Medical Center and Affiliates
Columbia, Tennessee

Marlo Blazer, PharmD, BCOP
Assistant Director
Xcenda, an AmerisourceBergen Company
Columbus, Ohio

KarenBeth H. Bohan, PharmD, BCPS
Professor and Founding Chair
Department of Pharmacy Practice
School of Pharmacy and Pharmaceutical Sciences
Binghamton University
Binghamton, New York

Suzanne G. Bollmeier, PharmD, BCPS, AE-C
Professor of Pharmacy Practice
School of Pharmacy–Boston
St. Louis College of Pharmacy
St. Louis, Missouri

Laura M. Borgelt, PharmD, BCPS
Associate Dean of Administration and Operations
Professor
Departments of Clinical Pharmacy and Family Medicine
University of Colorado Anschutz Medical Campus
Skaggs School of Pharmacy
Aurora, Colorado

Jolene R. Bostwick, PharmD, BCPS, BCPP
Clinical Associate Professor
Department of Clinical, Social, and Administrative Sciences
University of Michigan College of Pharmacy
Ann Arbor, Michigan

Nicole J. Brandt, PharmD, MBA, CGP, BCPP, FASCP
Executive Director
Peter Lamy Center on Drug Therapy and Aging
Professor
University of Maryland School of Pharmacy
Baltimore, Maryland

Marcia L. Buck, PharmD, FCCP, FPPAG
Professor
Department of Pediatrics
School of Medicine
Clinical Coordinator, Pediatrics
Department of Pharmacy
University of Virginia
Charlottesville, Virginia

Deanna Buehrle, PharmD
Infectious Diseases Clinical Specialist
University of Pittsburgh Medical Center Presbyterian
Pittsburgh, Pennsylvania

Sara K. Butler, PharmD, BCPS, BOCP
Clinical Pharmacy Specialist, Medical Oncology
Barnes-Jewish Hospital
Saint Louis, Missouri

Beth Buyea, MHS, PA-C
Assistant Professor
Tufts University, School of Medicine
Boston, Massachusetts

Charles F. Caley, PharmD, BCCP
Clinical Professor
School of Pharmacy
University of Connecticut
Storrs, Connecticut

Joseph Todd Carter, PharmD
Assistant Professor of Pharmacy Practice
Appalachian College of Pharmacy
Oakwood, Virginia
Primary Care Centers of Eastern Kentucky
Hazard, Kentucky

Michael G. Carvalho, PharmD, BCPP
Assistant Dean of Interprofessional Education
Professor and Chair
Department of Pharmacy Practice
School of Pharmacy–Boston
MCPHS University
Boston, Massachusetts

Jamie J. Cavanaugh, PharmD, CPP, BCPS
Assistant Professor of Clinical Education, Pharmacy
Assistant Professor of Medicine
University of North Carolina at Chapel Hill
Chapel Hill, North Carolina

Michelle L. Ceresia, PharmD, FACVP
Associate Professor of Pharmacy Practice
School of Pharmacy–Boston
MCPHS University
Boston, Massachusetts
Adjunct Associate Professor
Department of Clinical Sciences
Cummings Veterinary School of Medicine at Tufts University
North Grafton, Massachusetts

Laura Chadwick, PharmD
Clinical Specialist in Pharmacogenomics
Boston Children's Hospital
Boston, Massachusetts

Michelle L. Chan, PharmD, BCPS
Clinical Pharmacy Specialist
Infectious Diseases
Methodist Hospital of Southern California
Arcadia, California

Lin H. Chen, MD, FACP, FASTMH
Associate Professor of Medicine
Harvard Medical School
Boston, Massachusetts
Director of the Travel Medicine Center
Mount Auburn Hospital
Cambridge, Massachusetts

Steven W. Chen, PharmD, FASHP, FNAP
Associate Professor and Chair
Titus Family Department of Clinical Pharmacy
William A. Heeres and Josephine A. Heeres Endowed Chair in Community Pharmacy
University of Southern California School of Pharmacy
Los Angeles, California

Judy W. Cheng, PharmD, MPH, BCPS, FCCP
Professor of Pharmacy Practice
School of Pharmacy–Boston
MCPHS University
Boston, Massachusetts

Michael F. Chicella, PharmD, FPPAG
Pharmacy Clinical Manager
Children's Hospital of The King's Daughters
Norfolk, Virginia

Jennifer W. Chow, PharmD
Director of Professional Development and Education
Pediatric Pharmacy Advocacy Group
Memphis, Tennessee

Cary R. Chrisman, PharmD
Assistant Professor
Department of Clinical Pharmacy
University of Tennessee College of Pharmacy
Clinical Pharmacist, Department of Pharmacy
Methodist Medical Center
Memphis and Oak Ridge, Tennessee

Edith Claros, PhD, MSN, RN, APHN-BC
Assistant Dean and Associate Professor
School of Nursing
MCPHS University
Worcester, Massachusetts

John D. Cleary, PharmD, FCCP, BCPS
Director of Pharmacy
St. Dominic-Jackson Memorial Hospital
Schools of Medicine and Pharmacy
University of Mississippi Medical Center
Jackson, Mississippi

Michelle Condren, PharmD, BCPPS, AE-C, CDE, FPPAG
Professor and Department Chair
University of Oklahoma College of Pharmacy
University of Oklahoma School of Community Medicine
Tulsa, Oklahoma

Amanda H. Corbett, PharmD, BCPS, FCCP
Clinical Associate Professor
Eshelman School of Pharmacy and School of Medicine
Global Pharmacology Coordinator
Institute for Global Health and Infectious Diseases
University of North Carolina
Chapel Hill, North Carolina

Mackenzie L. Cottrell, PharmD, MS, BCPS, AAHIVP
Research Assistant Professor
UNC Eshelman School of Pharmacy
University of North Carolina at Chapel Hill
Chapel Hill, North Carolina

R. Rebecca Couris, PhD, RPh
Professor of Nutrition Science and Pharmacy Practice
Department of Pharmacy Practice, School of Pharmacy–Boston
MCPHS University
Boston, Massachusetts

Steven J. Crosby, MA, BSP, RPh, FASCP
Assistant Professor of Pharmacy Practice
School of Pharmacy–Boston
MCPHS University
Boston, Massachusetts

Jason Cross, PharmD
Associate Professor Pharmacy Practice
School of Pharmacy–Worcester/Manchester
MCPHS University
Worcester, Massachusetts

Sandeep Devabhakthuni, PharmD, BCPS–AQ Cardiology
Assistant Professor of Cardiology/Critical Care
University of Maryland School of Pharmacy
Baltimore, Maryland

Andrea S. Dickens, PharmD, BCOP
Clinical Pharmacy Specialist
MD Anderson Cancer Center
University of Texas
Houston, Texas

Lisa M. DiGrazia, PharmD, BCPS, BCOP
Director, Medical Affairs
Amneal Biosciences Bridgewater, New Jersey

Suzanne Dinsmore, BSP, PharmD, CGP
Assistant Professor of Pharmacy Practice
School of Pharmacy–Boston
MCPHS University
Boston, Massachusetts

Betty J. Dong, PharmD, FASHP, FAPHA, FCCP, AAHIVP
Professor of Clinical Pharmacy and Family and Community Medicine
Department of Clinical Pharmacy
Schools of Pharmacy and Medicine
University of California, San Francisco
San Francisco, California

Richard H. Drew, PharmD, MS, FCCP
Professor and Vice-Chair of Research and Scholarship
Campbell University College of Pharmacy and Health Sciences
Buies Creek, North Carolina
Associate Professor of Medicine (Infectious Diseases)
Duke University School of Medicine
Durham, North Carolina

Robert L. Dufresne, PhD, PhD, BCPS, BCPP
INBRE Behavioral Science Coordinator and Professor
College of Pharmacy
University of Rhode Island
Kingston, Rhode Island
Psychiatric Pharmacotherapy Specialist
PGY-2 Psychiatric Pharmacy Residency Program Director
Providence VA Medical Center
Providence, Rhode Island

Kaelen C. Dunican, PharmD
Professor of Pharmacy Practice
School of Pharmacy–Worcester/Manchester
MCPHS University
Worcester, Massachusetts

Brianne L. Dunn, PharmD
Associate Dean for Outcomes Assessment & Accreditation
Clinical Associate Professor
Department of Clinical Pharmacy and Outcomes Sciences
University of South Carolina College of Pharmacy
Columbia, South Carolina

Robert E. Dupuis, PharmD, FCCP
Clinical Professor of Pharmacy
Eshelman School of Pharmacy
University of North Carolina at Chapel Hill
Chapel Hill, North Carolina

Cheryl R. Durand, PharmD
Associate Professor of Pharmacy Practice
School of Pharmacy–Worcester/Manchester
MCPHS University
Manchester, New Hampshire

Megan J. Ehret, PharmD, MS, BCPP
Behavior Health Clinical Pharmacy Specialist
United States Department of Defense
Fort Belvoir Community Hospital
Fort Belvoir, Virginia

14

Carol Eliadi, EdD, JD, NP-BC
Professor and Dean of Nursing
MCPHS University
School of Nursing–Worcester, Massachusetts and Manchester,
New Hampshire Campuses

Shareen Y. El-Ibiary, PharmD, FCCP, BCPS
Professor of Pharmacy Practice
Department of Pharmacy Practice
Midwestern University College of Pharmacy–Glendale
Glendale, Arizona

Katie Dillinger Ellis, PharmD
Clinical Specialist
Neonatal/Infant Intensive Care
Department of Pharmacy
The Children's Hospital of Philadelphia
Philadelphia, Pennsylvania

Justin C. Ellison, PharmD, BCPP
Clinical Pharmacy Specialist–Mental Health
Providence Veterans Affairs Medical Center
Providence, Rhode Island

Rachel Elsey, PharmD, BCOP
Clinical Pharmacist
Avera Cancer Institute
South Dakota State University
Sioux Falls, South Dakota

Gregory A. Eschenauer, PharmD, BCPS (AQ-ID)
Clinical Assistant Professor
University of Michigan
Ann Arbor, Michigan

John Fanikos, MBA, RPh
Executive Director of Pharmacy
Brigham and Women's Hospital
Adjunct Associate Professor of Pharmacy Practice
MCPHS University
Department of Pharmacy Practice, School of Pharmacy–Boston
Boston, Massachusetts

Elizabeth Farrington, PharmD, FCCP, FCCM, FPPAG, BCPS
Pharmacist III–Pediatrics
Department of Pharmacy
New Hanover Regional Medical Center
Wilmington, North Carolina

Erika Felix-Getzik, PharmD
Associate Professor of Pharmacy Practice
School of Pharmacy–Boston
MCPHS University
Boston, Massachusetts

Jonathan D. Ference, PharmD
Assistant Dean of Assessment and Alumni Affairs
Associate Professor of Pharmacy Practice
Director of Pharmacy Care Labs
Nesbitt School of Pharmacy
Wilkes University
Wilkes-Barre, Pennsylvania

Kimberly Ference, PharmD
Associate Professor
Department of Pharmacy Practice
Nesbitt College of Pharmacy and Nursing

Wilkes University
Wilkes-Barre, Pennsylvania

Victoria F. Ferraresi, PharmD, FASHP, FCSHP
Director of Pharmacy Services
Pathways Home Health and Hospice
Sunnyvale, California

Joseph W. Ferullo, PharmD
Associate Professor of Pharmacy Practice
School of Pharmacy–Boston
MCPHS University
Boston, Massachusetts

Christopher K. Finch, PharmD, BCPS, FCCM, FCCP
Director of Pharmacy
Methodist University Hospital
Associate Professor
College of Pharmacy
University of Tennessee
Memphis, Tennessee

Douglas N. Fish, PharmD, BCPS–AQ ID
Professor and Chair
Department of Clinical Pharmacy
Skaggs School of Pharmacy and Pharmaceutical Science
University of Colorado
Clinical Specialist in Critical Care/Infectious Diseases
University of Colorado Hospital
Aurora, Colorado

Jeffrey J. Fong, PharmD, BCPS
Associate Professor of Pharmacy Practice
School of Pharmacy–Worcester/Manchester
MCPHS University
Worcester, Massachusetts

Andrea S. Franks, PharmD, BCPS
Associate Professor, Clinical Pharmacy and Family Medicine
College of Pharmacy and Graduate School Medicine
University of Tennessee Health Science Center
Knoxville, Tennessee

Kristen N. Gardner, PharmD
Clinical Pharmacy Specialist–Behavioral Health
Highline Behavioral Clinic
Kaiser Permanente Colorado
Denver, Colorado

Virginia L. Ghafoor, PharmD
Pharmacy Specialist–Pain Management
University of Minnesota Medical Center
Minneapolis, Minnesota

Brooke Gildon, PharmD, BCPPS, BCPS, AE-C
Associate Professor of Pharmacy Practice
Southwestern Oklahoma State University College of Pharmacy
Weatherford, Oklahoma

Ashley Glode, PharmD, BCOP
Assistant Professor
Department of Clinical Pharmacy
Skaggs School of Pharmacy and Pharmaceutical Sciences
University of Colorado Anschutz Medical Campus
Aurora, Colorado

Jeffery A. Goad, PharmD, MPH, FAPhA, PCPhA, FCSHP
Professor and Chair
Department of Pharmacy Practice
School of Pharmacy
Chapman University
Irvine, California

Jennifer D. Goldman, BS, PharmD, CDE, BC-ADM, FCCP
Professor of Pharmacy Practice
School of Pharmacy–Boston
MCPHS University
Boston, Massachusetts

Joel Goldstein, MD
Assistant Clinical Professor
Harvard Medical School
Division of Child/Adolescent Psychology
Cambridge Health Alliance
Cambridge, Massachusetts

Luis S. Gonzalez, III, PharmD, BCPS
Manager
Clinical Pharmacy Services
PGY1 Pharmacy Residency Program Director
Conemaugh Memorial Medical Center
Johnstown, Pennsylvania

Larry Goodyer, PhD, MRPharmS, BCPS
Professor, School of Pharmacy
De Montfort University
Leicester, United Kingdom
Medical Director
Nomad Travel Stores and Clinic
Bishop's Stortford, United Kingdom

Mary-Kathleen Grams, PharmD, BCGP
Assistant Professor of Pharmacy Practice
School of Pharmacy–Boston
MCPHS University
Boston, Massachusetts

Philip Grgurich, PharmD, BCPS
Associate Professor of Pharmacy Practice
School of Pharmacy–Boston
MCPHS University
Boston, Massachusetts

B. Joseph Guglielmo, PharmD
Professor and Dean
School of Pharmacy
University of California, San Francisco
San Francisco, California

Karen M. Gunning, PharmD, BCPS, BCACP, FCCP
Professor (Clinical) and Interim Chair of Pharmacotherapy
Adjunct Professor of Family and Preventive Medicine
PGY2 Ambulatory Care Residency Director
Clinical Pharmacist–University of Utah Family Medicine Residency/
    Sugarhouse Clinic
University of Utah College of Pharmacy and School of Medicine
Salt Lake City, Utah

Mary A. Gutierrez, PharmD, BCPP
Professor of Pharmacy Practice
Chapman University School of Pharmacy
Irvine, California

Justinne Guyton, PharmD, BCACP
Associate Professor of Pharmacy Practice
Site Coordinator
PGY2 Ambulatory Care Residency Program
St. Louis College of Pharmacy
St. Louis, Missouri

Matthew Hafermann, PharmD, BCPS
Medical ICU/Cardiology Clinical Pharmacist
Harborview Medical Center
PGY1 Pharmacy Residency Coordinator
Medicine Clinical Instructor
University of Washington School of Pharmacy
Seattle, Washington

Jason S. Haney, PharmD, BCPS, BCCCP
Assistant Professor
Department of Clinical Pharmacy and Outcome Sciences
South Carolina College of Pharmacy
Medical University of South Carolina
Charleston, South Carolina

Christy S. Harris, PharmD, BCPS, BCOP
Associate Professor of Pharmacy Practice
School of Pharmacy–Boston
MCPHS University
Boston, Massachusetts

Mary F. Hebert, PharmD, FCCP
Professor
Department of Pharmacy
Adjunct Professor of Obstetrics and Gynecology
University of Washington
Seattle, Washington

Emily L. Heil, PharmD, BCPS-AQ ID
Assistant Professor
Infectious Diseases
University of Maryland School of Pharmacy
Baltimore, Maryland

Erika L. Hellenbart, PharmD, BCPS
Clinical Assistant Professor
University of Illinois at Chicago College of Pharmacy
Chicago, Illinois

David W. Henry, PharmD, MS, BCOP, FASHP
Associate Professor and Chair
Pharmacy Practice
University of Kansas School of Pharmacy
Lawrence, Kansas

Christopher M. Herndon, PharmD, BCPS, CPE
Associate Professor
Department of Pharmacy Practice
School of Pharmacy
Southern University Illinois Edwardsville
Edwardsville, Illinois

Richard N. Herrier, PharmD, FAPhA
Clinical Professor
Department of Pharmacy Practice and Science
College of Pharmacy
University of Arizona
Tucson, Arizona

Karl M. Hess, PharmD, CTH, FCPhA
Vice Chair of Clinical and Administrative Sciences
Associate Professor
Certificate Coordinator for Medication Therapy Outcomes
Keck Graduate Institute Claremont, California

Curtis D. Holt, PharmD
Clinical Professor
Department of Surgery
University of California, Los Angeles
Los Angeles, California

Evan R. Horton, PharmD
Associate Professor of Pharmacy Practice
School of Pharmacy–Worcester/Manchester
MCPHS University
Worcester, Massachusetts

Priscilla P. How, PharmD, BCPS
Assistant Professor
Director of PharmD Program
Department of Pharmacy
Faculty of Science
National University of Singapore
Principal Clinical Pharmacist
Department of Medicine
Division of Nephrology
National University Hospital
Singapore, Republic of Singapore

Molly E. Howard, PharmD, BCPS
Clinical Pharmacy Specialist
Central Alabama Veterans Health Care System
Montgomery, Alabama

Timothy R. Hudd, PharmD, AE-C
Associate Professor of Pharmacy Practice
School of Pharmacy–Boston
MCPHS University
Boston, Massachusetts

Bethany Ibach, PharmD, BCPPS
Assistant Professor of Pharmacy Practice
School of Pharmacy, Pediatrics Division
Texas Tech University Health Sciences Center
Abilene, Texas

Gail S. Itokazu, PharmD
Clinical Associate Professor
Department of Pharmacy Practice
University of Illinois, Chicago
Clinical Pharmacist
Division of Infectious Diseases
John H. Stroger Jr. Hospital of Cook County
Chicago, Illinois

Timothy J. Ives, PharmD, MPH, FCCP, CPP
Professor of Pharmacy
Adjunct Professor of Medicine
Eshelman School of Pharmacy
University of North Carolina at Chapel Hill
Chapel Hill, North Carolina

Nicole A. Kaiser, RPh, BCOP
Oncology Clinical Pharmacy Specialist
Children's Hospital Colorado
Aurora, Colorado

James S. Kalus, PharmD, FASHP
Director of Pharmacy
Henry Ford Health System
Henry Ford Hospital
Detroit, Michigan

Marina D. Kaymakcalan, PharmD
Clinical Pharmacy Specialist
Dana Farber Cancer Institute
Boston, Massachusetts

Michael B. Kays, PharmD, FCCP
Associate Professor
Department of Pharmacy Practice
Purdue University College of Pharmacy
West Lafayette and Indianapolis, Indiana

Jacob K. Kettle, PharmD, BCOP
Oncology Clinical Pharmacy Specialist
University of Missouri Health Care
Columbia, Missouri

Rory E. Kim, PharmD
Assistant Professor of Clinical Pharmacy
University of Southern California School of Pharmacy
Los Angeles, California

Lee A. Kral, PharmD, BCPS, CPE
Clinical Pharmacy Specialist, Pain Management
Department of Pharmaceutical Care
The University of Iowa Hospitals and Clinics
Iowa City, Iowa

Donna M. Kraus, PharmD, FAPhA, FPPAG, FCCP
Pediatric Clinical Pharmacist/Associate Professor of Pharmacy
    Practice
Departments of Pharmacy Practice and Pediatrics
Colleges of Pharmacy and Medicine
University of Illinois at Chicago
Chicago, Illinois

Susan A. Krikorian, MS, PharmD
Professor of Pharmacy Practice
School of Pharmacy–Boston
MCPHS University
Boston, Massachusetts

Andy Kurtzweil, PharmD, BCOP
Pharmacy Supervisor–Adult Hematology and Oncology/BMT
University of Minnesota Health
Minneapolis, Minnesota

Benjamin Laliberte, PharmD, BCPS
Clinical Pharmacy Specialist, Cardiology
Massachusetts General Hospital
Boston, Massachusetts

Jerika T. Lam, PharmD, AAHIVP
Assistant Professor of Pharmacy Practice
School of Pharmacy
Chapman University
Irvine, California

Trisha LaPointe, PharmD, BCPS
Associate Professor of Pharmacy Practice
School of Pharmacy–Boston

编者名单

MCPHS University
Boston, Massachusetts

Alan H. Lau, PharmD
Professor
Director, International Clinical Pharmacy Education
College of Pharmacy
University of Illinois at Chicago
Chicago, Illinois

Elaine J. Law, PharmD, BCPS
Assistant Clinical Professor of Pharmacy Practice
Thomas J. Long School of Pharmacy and Health Sciences
University of the Pacific
Stockton, California

Kimberly Lenz, PharmD
Clinical Pharmacy Manager
Office of Clinical Affairs
University of Massachusetts Medical School
Quincy, Massachusetts

Russell E. Lewis, PharmD, FCCP
Associate Professor of Medicine, Infectious Diseases
Department of Medical and Surgical Services
Infectious Diseases Unit, Policlinico S. Orsola-Malpighi
University of Bologna
Bologna, Italy

Rachel C. Long, PharmD, BCPS
Clinical Staff Pharmacist
Carolinas HealthCare System
Charlotte, North Carolina

Ann M. Lynch, BSP, PharmD, AE-C
Professor of Pharmacy Practice
School of Pharmacy–Worcester/Manchester
MCPHS University
Worcester, Massachusetts

Matthew R. Machado, PharmD
Associate Professor of Pharmacy Practice
School of Pharmacy–Boston
MCPHS University
Boston, Massachusetts

Emily Mackler, PharmD, BCOP
Clinical Pharmacist and Project Manager
Michigan Oncology Quality Consortium
University of Michigan
Ann Arbor, Michigan

Daniel R. Malcolm, PharmD, BCPS, BCCCP
Associate Professor and Vice-Chair
Clinical and Administrative Services
Sullivan University College of Pharmacy
Louisville, Kentucky

Shannon F. Manzi, PharmD, NREMT, FPPAG
Director, Clinical Pharmacogenomics Service
Manager, Emergency and ICU Pharmacy Services
Boston Children's Hospital
Boston, Massachusetts

Joel C. Marrs, PharmD, FCCP, FASHP, FNLA, BCPS-AQ Cardiology, BCACP, CLS, ASH-CHC
Associate Professor
Department of Clinical Pharmacy
University of Colorado Anschutz Medical Campus
Skaggs School of Pharmacy and Pharmaceutical Sciences
Clinical Pharmacy Specialist
Department of Pharmacy
Denver Health and Hospital Authority
Aurora, Colorado

John Marshall, PharmD, BCPS, BCCCP, FCCM
Clinical Pharmacy Coordinator–Critical Care
Beth Israel Deaconess Medical Center
Boston, Massachusetts

Darius L. Mason, PharmD, BCPS, FACN
Clinical Pharmacist
Methodist South Hospital
Memphis, Tennessee

Susan L. Mayhew, PharmD, BCNSP, FASHP
Professor and Dean
Appalachian College of Pharmacy
Oakwood, Virginia

James W. McAuley, RPh, PhD, FAPhA
Associate Dean for Academic Affairs and Professor
Departments of Pharmacy Practice and Neurology
The Ohio State University College of Pharmacy
Columbus, Ohio

Sarah E. McBane, PharmD, CDE, BCPS, FCCP, FCPhA, APh
Professor and Chair
Department of Pharmacy Practice
West Coast University
Los Angeles, California

William W. McCloskey, BA, BS, PharmD
Professor of Pharmacy Practice
School of Pharmacy–Boston
MCPHS University
Boston, Massachusetts

Chephra McKee, PharmD
Assistant Professor of Pharmacy Practice
School of Pharmacy
Pediatrics Division
Texas Tech University Health Sciences Center
Abilene, Texas

Molly G. Minze, PharmD, BCACP
Associate Professor of Pharmacy Practice
Ambulatory Care Division
School of Pharmacy
Texas Tech University Health Sciences Center
Abilene, Texas

Amee D. Mistry, PharmD
Associate Professor Pharmacy Practice
School of Pharmacy–Boston
MCPHS University
Boston, Massachusetts

Katherine G. Moore, PharmD, BCPS, BCACP
Executive Director of Experiential Education
Associate Professor of Pharmacy Practice
Presbyterian College School of Pharmacy
Clinton, South Carolina

Jill A. Morgan, PharmD, BCPS, BCPPS
Associate Professor and Chair
Department of Pharmacy Practice and Science
University of Maryland School of Pharmacy
Baltimore, Maryland

Anna K. Morin, PharmD
Professor of Pharmacy Practice and Dean
School of Pharmacy–Worcester/Manchester
MCPHS University
Worcester, Massachusetts

Pamela B. Morris, MD, FACC, FAHA, FASPC, FNLA
Director, Seinsheimer Cardiovascular Health Program
Co-Director, Women's Heart Care
Medical University of South Carolina
Charleston, South Carolina

Oussayma Moukhachen, PharmD, BCPS
Assistant Professor Pharmacy Practice
School of Pharmacy–Boston
MCPHS University
Boston, Massachusetts
Clinical Care Specialist
Mount Auburn Hospital
Cambridge, Massachusetts

Kelly A. Mullican, PharmD
Primary Care Clinical Pharmacy Specialist
Kaiser Permanente–Mid-Atlantic States
Washington, District of Columbia

Myrna Y. Munar, PharmD
Associate Professor of Pharmacy
College of Pharmacy
Oregon State University
Oregon Health and Science University
Portland, Oregon

Yulia A. Murray, PharmD, BCPS
Assistant Professor of Pharmacy Practice
School of Pharmacy–Boston
MCPHS University
Boston, Massachusetts

Milap C. Nahata, MS, PharmD, FCCP, FAPhA, FASHP
Director, Institute of Therapeutic Innovations and Outcomes
Professor Emeritus of Pharmacy, Pediatrics, and Internal Medicine
Colleges of Pharmacy and Medicine
The Ohio State University
Columbus, Ohio

Richard S. Nicholas, PharmD, ND, CDE, BCPS, BCACP
Assistant Professor of Pharmacy Practice
Appalachian College of Pharmacy
Oakwood, Virginia

Stefanie C. Nigro, PharmD, BCACP, BC-ADM
Assistant Professor of Pharmacy Practice
School of Pharmacy–Boston

MCPHS University
Boston, Massachusetts

Cindy L. O'Bryant, PharmD, BCOP, FCCP, FHOPA
Professor
Department of Clinical Pharmacy
Skaggs School of Pharmacy and Pharmaceutical Sciences
Clinical Pharmacy Specialist in Oncology
University of Colorado Cancer Center
Aurora, Colorado

Kirsten H. Ohler, PharmD, BCPS, BCPPS
Clinical Assistant Professor of Pharmacy Practice
College of Pharmacy
University of Illinois at Chicago
Clinical Pharmacy Specialist–Neonatal ICU
University of Illinois at Chicago Hospital and Health Sciences System
Chicago, Illinois

Julie L. Olenak, PharmD
Assistant Dean of Student Affairs
Associate Professor
Department of Pharmacy Practice
Nesbitt College of Pharmacy and Nursing
Wilkes University
Wilkes-Barre, Pennsylvania

Jacqueline L. Olin, MS, PharmD, BCPS, CDE, FASHP, FCCP
Professor of Pharmacy
School of Pharmacy
Wingate University
Wingate, North Carolina

Neeta Bahal O'Mara, PharmD, BCPS
Clinical Pharmacist
Dialysis Clinic, Inc.
North Brunswick, New Jersey

Robert L. Page, II, PharmD, MSPH, FHFSA, FCCP, FASHP, FASCP, CGP, BCPS (AQ-Cards)
Professor
Departments of Clinical Pharmacy and Physical Medicine
School of Pharmacy and Pharmaceutical Sciences
University of Colorado
Aurora, Colorado

Louise Parent-Stevens, PharmD, BCPS
Assistant Director of Introductory Pharmacy Practice Experiences
Clinical Assistant Professor
Department of Pharmacy Practice
University of Illinois at Chicago College of Pharmacy
Chicago, Illinois

Dhiren K. Patel, PharmD, CDE, BC-ADM, BCACP
Associate Professor of Pharmacy Practice
School of Pharmacy–Boston
MCPHS University
Boston, Massachusetts

Katherine Tipton Patel, PharmD, BCOP
Clinical Pharmacy Specialist
The University of Texas
MD Anderson Cancer Center
Houston, Texas

Jennifer T. Pham, PharmD, BCPS, BCPPS
Clinical Assistant Professor, Department of Pharmacy Practice
University of Illinois at Chicago College of Pharmacy
Clinical Pharmacy Specialist, Neonatal Clinical Pharmacist
University of Illinois Hospital and Health Sciences System
Chicago, Illinois

Jonathan D. Picker, MBChB, PhD
Assistant Professor
Harvard Medical School
Clinical Geneticist
Boston Children's Hospital
Boston, Massachusetts

Brian A. Potoski, PharmD, BCPS
Associate Professor
Departments of Pharmacy and Therapeutics
University of Pittsburgh School of Pharmacy
Associate Director, Antibiotic Management Program
University of Pittsburgh Medical Center
Presbyterian University Hospital
Pittsburgh, Pennsylvania

David J. Quan, PharmD, BCPS
Health Sciences Clinical Professor of Pharmacy
Department of Clinical Pharmacy
School of Pharmacy
University of California, San Francisco
Pharmacist Specialist–Solid Organ Transplant
University of California, San Francisco Medical Center
San Francisco, California

Erin C. Raney, PharmD, BCPS, BC-ADM
Professor of Pharmacy Practice
Midwestern University College of Pharmacy–Glendale
Glendale, Arizona

Valerie Relias, PharmD, BCOP
Clinical Pharmacy Specialist
Division of Hematology/Oncology
Tufts Medical Center
Boston, Massachusetts

Lee A. Robinson, MD
Instructor
Department of Psychiatry
Harvard Medical School
Boston, Massachusetts
Associate Training Director
Child and Adolescent Psychiatry Fellowship
Primary Care Mental Health Integrated Psychiatrist
Cambridge Health Alliance
Cambridge, Massachusetts

Charmaine Rochester-Eyeguokan, PharmD, BCPS, BCACP, CDE
Associate Professor of Pharmacy Practice and Science
University of Maryland School of Pharmacy
Baltimore, Maryland

Carol J. Rollins, PharmD, MS, RD, CNSC, BCNSP
Clinical Associate Professor
Department of Pharmacy Practice and Science
College of Pharmacy
The University of Arizona
Tucson, Arizona

Melody Ryan, PharmD, MPH, GCP, BCPS
Professor
Department of Pharmacy Practice and Science
College of Pharmacy
University of Kentucky
Lexington, Kentucky

David Schnee, PharmD, BCACP
Associate Professor of Pharmacy Practice
School of Pharmacy–Boston
MCPHS University
Boston, Massachusetts

Eric F. Schneider, BS Pharm, PharmD
Assistant Dean for Academics
Professor
School of Pharmacy
Wingate University
Wingate, North Carolina

Sheila Seed, PharmD, MPH
Professor of Pharmacy Practice
School of Pharmacy–Worcester/Manchester
MCPHS University
Worcester, Massachusetts

Timothy H. Self, PharmD
Professor of Clinical Pharmacy
College of Pharmacy
University of Tennessee Health Science Center
Memphis, Tennessee

Amy Hatfield Seung, PharmD, BCOP
Senior Director of Clinical Development
Physician Resource Management/Caret
Cary, North Carolina

Nancy L. Shapiro, PharmD, FCCP, BCPS
Operations Coordinator
University of Illinois Hospital and Health Sciences System
Clinical Associate Professor of Pharmacy Practice
Director, PGY2 Ambulatory Care Residency
College of Pharmacy
University of Illinois at Chicago
Chicago, Illinois

Iris Sheinhait, PharmD, MA, RPh
Certified Poison Information Specialist
Adjunct Assistant Professor
Regional Center for Poison Control Serving Massachusetts and Rhode Island
Boston Children's Hospital and MCPHS University
Boston, Massachusetts

Greene Shepherd, PharmD, DABAT
Clinical Professor and Vice-Chair
Division of Practice Advancement and Clinical Education
Director of Professional Education, Asheville Campus
Eshelman School of Pharmacy
University of North Carolina at Chapel Hill
Asheville, North Carolina

Devon A. Sherwood, PharmD, BCPP
Assistant Professor
Psychopharmacology
College of Pharmacy
University of New England
Portland, Maine

Richard J. Silvia, PharmD, BCCP
Associate Professor of Pharmacy Practice
School of Pharmacy–Boston
MCPHS University
Boston, Massachusetts

Carrie A. Sincak, PharmD, BCPS, FASHP
Assistant Dean for Clinical Affairs and Professor
Department of Pharmacy Practice
Midwestern University Chicago College of Pharmacy
Downers Grove, Illinois

Harleen Singh, PharmD, BCPS-AQ Cardiology, BCACP
Clinical Associate Professor of Pharmacy Practice
Oregon State University
Oregon Health and Science University
Portland, Oregon

Jessica C. Song, MA, PharmD
Clinical Pharmacy Supervisor
PGY1 Pharmacy Residency Coordinator
Department of Pharmacy Services
Santa Clara Valley Medical Center
San Jose, California

Suellyn J. Sorensen, PharmD, BCPS, FASHP
Director
Clinical Pharmacy Services
St. Vincent Indianapolis
Indianapolis, Indiana

Linda M. Spooner, PharmD, BCPS (AQ-ID), FASHP
Professor of Pharmacy Practice
School of Pharmacy–Worcester/Manchester
MCPHS University
Clinical Pharmacy Specialist in Infectious Diseases
Saint Vincent Hospital
Worcester, Massachusetts

Karyn M. Sullivan, PharmD, MPH
Professor of Pharmacy Practice
School of Pharmacy–Worcester/Manchester
MCPHS University
Worcester, Massachusetts

David J. Taber, PharmD, MS, BCPS
Associate Professor
Division of Transplant Surgery
College of Medicine
Medical University of South Carolina
Charleston, South Carolina

Candace Tan, PharmD, BCACP
Clinical Pharmacist
Kaiser Permanente
Los Angeles, California

Yasar O. Tasnif, PharmD, BCPS, FAST
Associate Professor
Cooperative Pharmacy Program
University of Texas at Austin and University of Texas, Rio Grande
    Valley
Clinical Pharmacist Specialist
Doctor's Hospital at Renaissance–Renaissance Transplant Institute
Edinburg, Texas

Daniel J. G. Thirion, BPharm, MSc, PharmD, FCSHP
Professeur Titulaire de Clinique
Faculté de Pharmacie
Université de Montréal
Pharmacien
Centre Universitaire de Santé McGill
Montréal, Québec, Canada

Angela M. Thompson, PharmD, BCPS
Assistant Professor
Department of Clinical Pharmacy
Skaggs School of Pharmacy and Pharmaceutical Sciences
University of Colorado
Aurora, Colorado

Lisa A. Thompson, PharmD, BCOP
Clinical Pharmacy Specialist in Oncology
Kaiser Permanente Colorado
Lafayette, Colorado

Toyin Tofade, MS, PharmD, BCPS, CPCC
Dean and Professor
Howard University College of Pharmacy
Washington, District of Columbia

Tran H. Tran, PharmD, BCPS
Associate Professor
Midwestern University, Chicago College of Pharmacy
Downers Grove, Illinois

Dominick P. Trombetta, PharmD, BCPS, CGP, FASCP
Associate Professor
Department of Pharmacy Practice
Nesbitt School of Pharmacy
Wilkes University
Wilkes-Barre, Pennsylvania

Toby C. Trujillo, PharmD, FCCP, FAHAH, BCPS-AQ Cardiology
Associate Professor
Department of Clinical Pharmacy
Skaggs School of Pharmacy and Pharmaceutical Sciences
University of Colorado
Aurora, Colorado

Sheila K. Wang, PharmD, BCPS (AQ–ID)
Associate Professor of Pharmacy Practice
Chicago College of Pharmacy
Midwestern University
Downers Grove, Illinois
Clinical Pharmacist, Infectious Disease
Program Director, Rush University Medical Center
Chicago, Illinois

Brian Watson, PharmD, BCPS
Pharmacist
University of Maryland Medical System
St. Joseph's Medical Center
Baltimore, Maryland

Kristin Watson, PharmD, BCPS-AQ Cardiology
Associate Professor, Vice-Chair of Clinical Services
University of Maryland School of Pharmacy
Baltimore, Maryland

Lynn Weber, PharmD, BCOP
Clinical Pharmacy Specialist, Oncology/Hematology
Pharmacy Residency Coordinator and PGY-1 Residency Director
Hennepin County Medical Center
Minneapolis, Minnesota

Kellie Jones Weddle, PharmD, BCOP, FCCP, FHOPA
Clinical Professor of Pharmacy Practice
College of Pharmacy
Purdue University
Indianapolis, Indiana

C. Michael White, PharmD, FCP, FCCP
Professor and Head
Department of Pharmacy Practice
School of Pharmacy
University of Connecticut
Storrs, Connecticut

Natalie Whitmire, PharmD, BCPS, BCGP
Pharmacist Specialist
University of California, San Diego Health

Barbara S. Wiggins, PharmD, BCPS, CLS, AACC, FAHA, FCCP, FNLA
Clinical Pharmacy Specialist–Cardiology
Medical University of South Carolina
Charleston, South Carolina

Kristine C. Willett, PharmD, FASHP
Associate Professor of Pharmacy Practice
School of Pharmacy–Worcester/Manchester
MCPHS University
Manchester, New Hampshire

Bradley R. Williams, PharmD, CGP
Professor of Clinical Pharmacy and Clinical Gerontology
School of Pharmacy
University of Southern California
Los Angeles, California

Casey B. Williams, PharmD, BCOP, FHOPA
Director, Center for Precision Oncology
Director, Department of Molecular and Experimental Medicine
Avera Cancer Institute
Sioux Falls, South Dakota

Dennis M. Williams, PharmD, BCPS, AE-C
Associate Professor and Vice-Chair for Professional Education and
    Practice
Division of Pharmacotherapy and Experimental Therapeutics
Eshelman School of Pharmacy
University of North Carolina at Chapel Hill
Chapel Hill, North Carolina

Katie A. Won, PharmD, BCOP
Clinical Pharmacist
Hennepin County Medical Center
Minneapolis, Minnesota

Annie Wong-Beringer, PharmD, FIDSA
Professor of Pharmacy
School of Pharmacy
University of Southern California
Los Angeles, California

Dinesh Yogaratnam, PharmD, BCPS, BCCCP
Assistant Professor of Pharmacy Practice
School of Pharmacy–Worcester/Manchester
MCPHS University
Worcester, Massachusetts

Kathy Zaiken, PharmD
Professor of Pharmacy Practice
School of Pharmacy–Boston
MCPHS University
Boston, Massachusetts

Caroline S. Zeind, PharmD
Associate Provost for Academic and International Affairs
Chief Academic Officer
Worcester, Massachusetts and Manchester, New Hampshire,
    Campuses
Professor of Pharmacy Practice
MCPHS University
Boston, Massachusetts

Sara Zhou, PharmD
Certified Poison Information Specialist
Adjunct Assistant Professor
Regional Center for Poison Control Serving Massachusetts and Rhode
    Island
Boston Children's Hospital and MCPHS University
Boston, Massachusetts

Kristin M. Zimmerman, PharmD, CGP, BCACP
Associate Professor
Department of Pharmacotherapy & Outcomes Science
Virginia Commonwealth University
Richmond, Virginia

目　录

第十二篇　眼　科　疾　病

Susan Jacobson

54 第 54 章 眼科疾病

Steven R. Abel and Suellyn J. Sorensen

核心原则

		章节案例
青光眼		
❶	青光眼分为开角型青光眼与闭角型青光眼。闭角型青光眼是急症,需要立即治疗,开角型青光眼是慢性疾病,若不及时治疗则会造成视力进行性下降,甚至失明。	案例 54-1(问题 1)
❷	开角型青光眼的治疗策略是降低眼压,临床以药物治疗为主。β 受体阻滞剂、前列腺素类似物和 α 受体激动剂等均可有效降低眼压,但不能治愈。	案例 54-2(问题 2) 图 54-1,表 54-1
药物的眼部不良反应及眼用制剂的全身不良反应		
❶	很多广泛使用的药物可能导致眼部的不良反应,但此类不良反应的发生率不得而知,因此报告任何药物导致的眼部不良反应是每一位医务人员的重要职责。	案例 54-3(问题 1) 表 54-3
❷	眼用制剂的使用可导致全身的不良反应。	案例 54-10(问题 1)
常见眼科疾病		
❶	睑腺炎(麦粒肿)是眼部常见疾病,没有合适的非处方药物可以治疗。	
❷	结膜炎(红眼病)常继发于细菌、病毒感染或者是过敏。病毒性结膜炎通常是自限性的。细菌性结膜炎应该合理选用抗菌药物进行治疗,革兰氏阳性菌是常见的致病菌。过敏性结膜炎有相应的治疗药物。减充血剂(四氢萘咪唑啉)使用最多不超过 72 小时,因为它可能会掩盖病情或导致结膜再次充血。	案例 54-5(问题 1)
糖皮质激素		
❶	糖皮质激素局部给药适用于各种眼部炎症。其中最有效的是 1% 泼尼松龙。	案例 54-8(问题 1) 表 54-4
❷	糖皮质激素局部和口服均可能导致严重不良反应,如长期使用可导致眼压升高及白内障。	案例 54-8(问题 1) 表 54-5
年龄相关性黄斑变性		
❶	年龄相关性黄斑变性分为两种类型:干性(85%的患者)和更为严重的湿性(15%的患者)。	案例 54-13(问题 1)
❷	湿性黄斑变性与视网膜下血管异常生长(脉络膜新生血管)相关,可通过血管内皮生长因子(vascular endothelial growth factor,VEGF)抑制剂治疗。	案例 54-13(问题 1)

眼睛是一个极其复杂的器官,由多种组织结构组成,所有结构必须协同作用才能产生视力。关于眼的解剖生理学的简述仅是眼科疾病的开始,读者可查阅专业的眼科教材,进一步了解眼部解剖学、生理学以及基础的眼科疾

病知识。

眼的解剖和生理

眼球直径约 2.4cm,位于眼窝内,眼窝由两个骨性的眼眶组成,眼眶内填有脂肪组织,用以保护眼球。眼球上的 6 条肌肉支配眼球运动(图 54-1)。

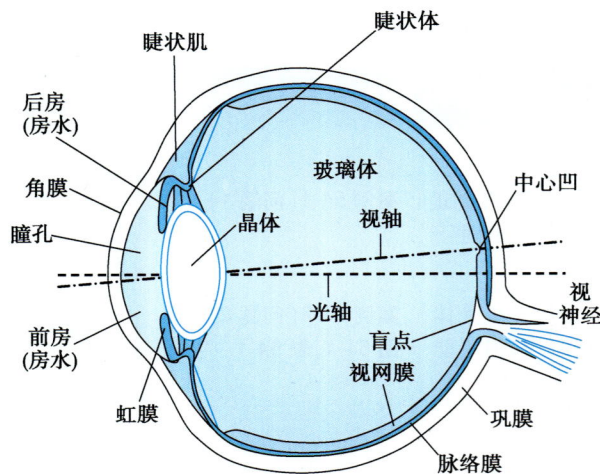

图 54-1　眼解剖图。(改编自 http://commons. wikimedia. org/wiki/File:Eyesection. svg)

眼球外层由巩膜、结膜和角膜组成。巩膜是白色致密的纤维保护层,表层巩膜是一层薄的疏松的结缔组织,其内的血管为巩膜提供营养。结膜是一层黏膜,覆盖在眼球表面和眼睑上。角膜为透明的、无血管的组织,具有屈光和保护作用,是光线进入眼球到达视网膜的通道。角膜上皮和内皮是亲脂性的,角膜基质层位于角膜上皮和内皮中间,是亲水性的。角膜的这三层结构非常重要,因为它影响着药物的渗透。水溶性和脂溶性都较好的眼药可更好的透过角膜。

虹膜、脉络膜和睫状体共同组成葡萄膜。虹膜是有色的、环形的膜,位于角膜和晶状体之间,调节进入眼内的光线。脉络膜位于巩膜和视网膜之间,大部分由血管组成,血管为视网膜提供营养。睫状体与巩膜紧密相连,包括睫状肌和睫状突。晶状体悬韧带是固定晶状体空间位置的,睫状肌可收缩和松弛晶状体悬韧带。睫状突的功能是产生房水,房水是充填于前房的透明液体。前房前面是角膜,后面是虹膜,后房位于虹膜后方和晶状体之间。

眼球的内层是视网膜及视神经。视网膜是位于眼球后部的光敏感组织,包含全部用于光线传输的光感受器。视神经包含百万根神经纤维,可将视觉信号由视网膜传入大脑。

角膜、晶状体、房水和玻璃体共同组成屈光间质。晶状体位于虹膜后方,通过改变其形状来调节远近光,光线聚焦于视网膜上。晶状体的内部(晶状体核)是由柔软的晶体皮质包裹。房水是一层稀薄的水样液体,充满前房(即角膜和虹膜之间的空间)和后房,可为角膜和晶状体提供营养。

与房水有关的疾病将在青光眼章节中详述。玻璃体(即晶状体和视网膜之间的胶状物质)的主要功能是维持眼睛的形状并将光传输到视网膜上。

眼睑和睫毛是保护眼球的最外层结构。眼睑有各种皮脂腺和汗腺,这些皮脂腺和汗腺的感染和炎症与许多眼部疾病有关。

眼由交感神经和副交感神经系统支配,眼副交感神经纤维源自大脑的动眼神经,支配睫状肌和瞳孔括约肌,后者收缩可缩小瞳孔。因此,副交感神经兴奋药(胆碱能拟似药)导致瞳孔缩小,副交感神经阻断药(抗胆碱能药)导致瞳孔散大和睫状肌麻痹。睫状肌麻痹是睫状肌和晶状体悬韧带的麻痹,可引起调节(随着视物的距离不同调节晶状体曲率的过程)下降和视物模糊。泪腺分泌泪液也由副交感神经支配。

交感神经纤维源自脊髓的颈上神经节,支配瞳孔括约肌、睫状体的血管、表层巩膜和眼外肌。交感神经兴奋药导致瞳孔扩大,而不影响调节功能。

本章节将探讨青光眼、药物的眼部不良反应及眼用制剂的全身不良反应、常见的眼科疾病、眼部炎症和年龄相关性黄斑病变。这些问题都是药师在实践中可能遇到的问题。药师能掌握这些疾病和相关治疗策略对于评价用药的适宜性、联合用药的不良反应以及为患者解答眼科用药咨询非常重要。

青光眼

青光眼是世界范围内导致不可逆性失明的主要原因。全球疑似病例估计为 6 000 万例,2020 年将增加到 7 600 万,2040 年增加到 1.11 亿。在美国,据估计有 300 万青光眼患者,但只有一半的人知道自己患有青光眼。青光眼是一种非特异性、不可逆转的疾病,它会损伤视神经,导致视野丧失。眼压(intraocular pressure,IOP)升高是青光眼发展过程中最常见的危险因素;然而,即使是眼压正常的人也会患有青光眼而失明。一般来说,眼压越高,发生青光眼的风险越高。其他危险因素还包括高龄、非洲裔美国人、家族史、中央角膜厚度较薄以及杯盘比较大[1-3]。

眼压

眼压的高低受睫状突的房水分泌和房水通过小梁网的外流影响。压平式眼压计被用于测量眼压,其测量眼压的原理是基于使中央角膜的一小片区域变平所需的压力。一般来说,眼压在 10~20mmHg 被认为是正常的。有较少一部分青光眼是低眼压的,但如果眼压为 22mmHg 或更高则应怀疑为青光眼。

高眼压症

高眼压症是指眼压高于 21mmHg、视野正常、视盘正常、房角开放,并且除外其他原因引起眼压升高的眼病。仅有较小比例的高眼压症患者会发展成为开角型青光眼。检眼镜可以检查眼睛的内部,尤其是视神经,当视盘出现病理特征时,可以诊断为青光眼。

开角型青光眼

在美国40岁以上人群发生原发性开角型青光眼的概率约为1.8%。然而，青光眼也可发现于其他年龄段，包括儿童[1-3]。美国大约有220万名青光眼患者，到2020年患青光眼人数可能增至330万。原发性开角型青光眼（primary open-angle glaucoma，POAG）的患者因为小梁网的退化，使房水自前房流出的量低于正常。在一天中，眼压会出现由正常到显著升高的变化[1]。房水外流的减少是由于外流通道的退化造成的，如小梁网和Schlemm管，随着时间的推移，这种情况下房水外流的减少逐渐加重[1]。只有在极少的病例中会出现高眼压时房水外流正常的现象，眼压升高是由于房水分泌增加造成的[1]。

原发性开角型青光眼的初期表现为渐进性和无症状性。视野缺损是早期青光眼的表现，周边视力的丧失只有在疾病的晚期才出现。视野缺损与视盘改变有较好的对应关系，有助于青光眼和高眼压症的鉴别。视野正常、眼压在24mmHg或者更高的患者，5年内发展为青光眼的概率为10%[5]。

闭角型青光眼

通过房角镜检查，即借助角膜接触镜、放大系统（如裂隙灯显微镜）和光源检查前房角，可以区分开角型青光眼和闭角型青光眼。闭角型青光眼在所有原发性青光眼中约占5%到10%。闭角型青光眼眼压升高的唯一原因是前房角关闭[1,5]。

闭角型青光眼是临床急症，通常急性发作表现为眼压快速升高、视物模糊或突然视力下降、虹视、严重的疼痛。闭角型青光眼的易感人群在眼科检查时不能散瞳，并且应该向他们宣教闭角型青光眼的发作先兆和症状。急性发作未经治疗可以自愈，但如果眼压持续升高，将会发生不可逆的视神经损害[1]。慢性闭角型青光眼患者，房角的关闭是渐进性的，在进展期前症状可能不明显。急性和慢性闭角型青光眼的持久治疗是困难的，通常需要手术，如虹膜周边切除。

原发性开角型青光眼

原发性开角型青光眼的药物治疗

初始治疗

有史以来，β受体阻滞剂是最常见的治疗开角型青光眼的一线药物。近年来，前列腺素类似物开始应用，但未超过β受体阻滞剂的使用量。近来市面上所有眼用β受体阻滞剂的仿制药都可以获得与使用，这符合治疗的成本效益最优化。部分前列腺素类似物的仿制药与β受体阻滞剂具有类似的经济优势，也是可以买到的。

β受体阻滞剂

β受体阻滞剂阻断眼部睫状上皮的β肾上腺素能受体，通过减少房水的产生降低眼压。根据使用浓度和频次的不同，β受体阻滞剂降低眼压的程度平均为20%至35%[6-14]。

噻吗洛尔

噻吗洛尔（Timoptic）是非选择性的β_1和β_2受体阻滞剂，是最常见的青光眼处方药之一。噻吗洛尔是第一个上市的眼用β受体阻滞剂，因此，所有的新的眼用β受体阻滞剂的安全性和有效性都以噻吗洛尔做对照。使用剂量或浓度超过0.5%的噻吗洛尔，每日2次，每次1滴，也不会更加显著降低眼压[15]。噻吗洛尔的起始治疗通常采用0.25%溶液，每日2次，每次1滴。单眼应用噻吗洛尔会引起双眼眼压下降，从而可减少治疗费用和不良反应[16]。应用噻吗洛尔可见"脱逸"现象或快速耐药反应。噻吗洛尔能减少静息脉率（5~8次/min）[17,18]，加重充血性心力衰竭和肺部的不良反应（如呼吸困难、气道阻塞和呼吸衰竭）[19,20]。对于易感人群，长期应用噻吗洛尔可能引起角膜感觉缺失[21,22]。虽有报道指出使用噻吗洛尔滴眼治疗的患者可能产生葡萄膜炎，但报告中并没有表明因果关系[23,24]。

尽管局部给药确实能引起全身性吸收，但在大多数病例中似乎不明显，应用噻吗洛尔时应注意窦性心动过缓、充血性心力衰竭（参见第14章）或肺部疾病的发生。在老年人中，由于给药技术差导致给药不当或者过量给药，可能会增加老年人的全身不良反应（参见案例54-1，问题3）。

噻吗洛尔XE

噻吗洛尔XE是噻吗洛尔的凝胶溶液，每日给药1次。眼用载体gellan gum（Gelrite）是一种遇到一价或二价阳离子时形成透明凝胶的溶液[25]。这种离子活性胶凝作用可延长药物在角膜的保留时间，增加眼部的生物利用度，因此噻吗洛尔XE每日给药1次即可[25]。其降眼压的效力与噻吗洛尔溶液相当[26]。

左布诺洛尔

左布诺洛尔（Betagan）是一种非选择性的β受体阻滞剂，每日用药1次或2次。0.5%左布诺洛尔与1%噻吗洛尔降眼压效力相当，二者减慢心率的不良反应发生率也相似[7,27]。

美替洛尔

另一种非选择性β受体阻滞剂，0.1%~0.6%的美替洛尔（OptiPranolol）与0.25%~0.5%的噻吗洛尔降眼压效果类似[8,9]。与噻吗洛尔一样，美替洛尔在使用1分钟后会引起角膜感觉缺失，10分钟后恢复到基线水平[20]。使用美替洛尔可能引起眼部刺痛或灼烧感及肉芽肿性前葡萄膜炎[28,29]，由于这些不良反应限制了美替洛尔的临床应用。

卡替洛尔

卡替洛尔（Ocupress）是非选择性β受体阻滞剂，有部分内在拟交感活性，理论上与其他眼用β受体阻滞剂相比，支气管痉挛、心动过缓和低血压的发生风险降低。在临床上卡替洛尔对于心血管或肺功能的影响与噻吗洛尔相比无较大差异[30]。1%卡替洛尔与0.25%噻吗洛尔每日2次给药可起到相似的降眼压作用[11-13]。

倍他洛尔

相对于其他的眼用β受体阻滞剂，倍他洛尔（Betoptic）

是选择性 β_1 受体阻滞剂。相较于非特异性的 β 受体阻滞剂，这种特异性会减少空气道异常及肺部不良反应。与噻吗洛尔相比，倍他洛尔降眼压的效果稍差，而且使用倍他洛尔的患者多需要联合治疗[14,31-33]。

前列腺素类似物

拉坦前列素（Xalatan）、曲伏前列素（Travatan）、贝美前列素（Lumigan）和他氟前列素（Zioptan）均是前列腺素类似物。拉坦前列素和曲伏前列素是前列腺素 F_α 类似物，通过选择性激动前列腺素 $F_{2\alpha}$ 受体来降低眼压。贝美前列素是一种合成的前列腺素类似物前列酰胺。他氟前列素是一种不含防腐剂的单剂量包装制剂[34]，这些前列腺素类似物通过增加房水的葡萄膜巩膜外流来降低眼压[35]。此类药物目前被作为治疗 POAG 的一线药物，因为此类药物的治疗效果至少也与 β 受体阻滞剂一样有效，同时每日仅使用 1 次即可，且全身不良反应最小。

拉坦前列素

拉坦前列素常用于原发性开角型青光眼和高眼压症的初始治疗。拉坦前列素每晚给药 1 次的降眼压效果与噻吗洛尔相似甚至更强，有研究表明 0.005% 拉坦前列素每日 1 次给药与 0.5% 噻吗洛尔每日 2 次给药相比，拉坦前列素降眼压效果优于噻吗洛尔[36]。且拉坦前列素控制夜间眼压的效果较噻吗洛尔更佳。0.005% 拉坦前列素应每晚给药 1 次，频繁的给药反而会降低其降眼压的效果。

拉坦前列素的全身不良反应极少，但局部不良反应相对常见（如虹膜色素沉着、眼睑发黑、睫毛变长、变粗、倒睫、结膜充血、眼部刺痛及浅表点状角膜炎）。拉坦前列素通过增加虹膜基底的黑素细胞中黑色素含量增加，引起虹膜棕色色素逐渐增加，这种色素变化的发生率约为 7%～22%，多见于绿棕色、蓝/灰棕色、黄棕色等虹膜混合色患者[36]。显著的虹膜色素沉着通常发生在治疗的第一年内并永久存在，但一般不会引起不良的临床结果。

拉坦前列素与 β 受体阻滞剂（如噻吗洛尔）、碳酸酐酶抑制剂（如多佐胺）和 α 受体激动剂（溴莫尼定）联合使用时可增强疗效。在现有的治疗中联合使用拉坦前列素会产生更强的降眼压效果，眼压进一步下降 2.9～6.1mmHg。因此，当患者使用其他药物单药治疗效果欠佳，需联合治疗时，拉坦前列素是合适的选择。对于单用 β 受体阻滞剂眼压控制不佳的患者，联合拉坦前列素与联合溴莫尼定的降眼压效果是类似的（眼压至少降低 15%），但溴莫尼定（α_2 受体激动剂）不良反应更少，例如拉坦前列素关于眼睛流泪和手脚发凉的不良反应报道更多。拉坦前列素每日 1 次单药治疗与联合治疗使用的良好效果，以及相对良好的耐受性，使其成为原发性开角型青光眼和高眼压症治疗的重要选择[37-42]。

曲伏前列素

曲伏前列素（Travatan Z）是经美国食品药品管理局（FDA）批准，用于降低对使用其他降眼压药不耐受或疗效不佳的患者的眼压。曲伏前列素在临床上作为一线药物是因为其比噻吗洛尔更有效，至少与拉坦前列素一样有

效。对于非洲裔美国患者使用曲伏前列素的平均降眼压效果比非非洲裔美国患者高 1.8mmHg。对使用噻吗洛尔单药治疗无明显效果的患者，联用曲伏前列素可再降低眼压 6～7mmHg。曲伏前列素的不良反应与拉坦前列素相似，包括虹膜色素沉着及睫毛的改变[43-45]。曲伏前列素因不含苯扎氯铵，故局部刺激的不良反应可能会更小。曲伏前列素是保存在含有 SofZia 的药瓶中，SofZia 是一种含有硼酸盐、山梨醇、丙二醇、锌含等成分的独特的离子缓冲液。

贝美前列素

与曲伏前列素类似，相较于噻吗洛尔每日 2 次滴眼，贝美前列素（Lumigan）每日 1 次或每日 2 次降低目标眼压的效果更强。但贝美前列素每日 2 次滴眼的效果不如每日 1 次。1.1% 贝美前列素可导致虹膜色素改变。在长达 6 个月的随机的多中心研究中，贝美前列素每日 1 次给药较拉坦前列素每日 1 次的降眼压效果更佳。治疗组之间的不良反应发生无明显差异，但贝美前列素导致的结膜充血更多见，与拉坦前列素相比有显著性差异（$P < 0.001$）。总之，贝美前列素的不良反应与拉坦前列素和曲伏前列素相似[46-48]。并且其他前列腺素类似物可能导致的局部不良反应，贝美前列素同样比较常见。FDA 批准贝美前列素溶液作为化妆品使用时商品名为 Latisse，被用于治疗睫毛稀疏，本品使用 8～16 周后可使睫毛变长、增粗和变黑[49]。

他氟前列素

他氟前列素（Zioptan）是一种无防腐剂的产品，美国 FDA 批准用于降低高眼压。他氟前列素每晚 1 次的效果与拉坦前列素和 0.5% 噻吗洛尔每日 2 次给药效果一样，并且已经证实如果联合噻吗洛尔用药效果更好。有研究表明他氟前列素用于接受过含有 BAK 防腐剂眼药水治疗的患者时不良反应有所改善。因此，对于对 BAK 或其他前列腺素类药物过敏的患者来说，他氟前列素是一个重要的选择。他氟前列素的不良反应与其他前列腺素类滴眼液类似[50-54]。

α_2 受体激动剂

安普乐定（Iopidine）和溴莫尼定（阿法根）与可乐定相似，是选择性 α_2 受体激动剂。安普乐定的亲脂性比可乐定和溴莫尼定低，因此不易透过血-脑屏障，理论上减少了其全身不良反应（如高血压、脉搏减弱、口干）的发生。与安普乐定和可乐定相比，溴莫尼定对 α_2 受体具有更高的亲和力，理论上可降低其眼部不良反应。α_2 受体激动剂通过降低房水生成和增加房水葡萄膜巩膜外流来降低眼压[55]。

溴莫尼定是原发性开角型青光眼一线药物的替代药，可作为使用其他药物疗效欠佳的患者的联合治疗。1% 安普乐定可用来控制或预防氩激光小梁成形术和虹膜切除术后的眼压升高。0.5% 的安普乐定溶液可作为患者接受最大耐受治疗时的短期联合治疗。因为 α_2 受体激动剂可能出现快速抗药反应，对于应用此类药物的患者应长期密切观察眼压控制情况。此类药物常见的眼部不良反应有灼烧感、刺痛、视物模糊、结膜滤泡、过敏性反应（如充血、瘙痒、

眼睑和结膜水肿）及异物感。溴莫尼定的眼部不良反应较安普乐定少见，但全身不良反应（如口鼻干燥、轻度高血压、脉搏减弱和精神不振）较常见。患有心血管疾病、体位性低血压、抑郁症和肝肾功能不良者应谨慎使用 α₂ 受体激动剂。溴莫尼定滴眼液使用 Purite 作为防腐剂，可促进药物向眼内转运，故可使用较低的药物浓度[56]。

0.2%溴莫尼定每日 2 次给药方案的眼压降低幅度为 14%~28%。虽然溴莫尼定被批准的给药频次为每日 3 次，但每日 2 次给药与 0.5%噻吗洛尔每日 2 次的降眼压作用相似，均稍优于 0.25%倍他洛尔滴眼液每日 2 次给药[57,58]。溴莫尼定的降眼压效果与拉坦前列素也是相似的，临床试验中出现不一致的疗效和耐受性结果可能是由于实验设计不同[59]。溴莫尼定和噻吗洛尔联合应用与多佐胺和噻吗洛尔联合应用疗效相当，耐受性相似[60]。FDA 批准的 Combigan 是 α₂ 受体激动剂（0.2%酒石酸溴莫尼定）与 β 受体阻滞剂（0.5%马来酸噻吗洛尔）组成的复方制剂。

局部碳酸酐酶抑制剂

碳酸酐酶在眼的睫状突和视网膜中浓度较高。碳酸酐酶抑制剂（carbonic anhydrase inhibitors，CAIs）是通过减少碳酸氢根离子的生成，从而减少钠和水转运进入后房来降低眼压，此机制可导致房水分泌减少 40%~60%。

口服给予碳酸酐酶抑制剂用于高眼压治疗已经很多年了，目前已逐渐被具有更高安全性和更好耐受性的眼用碳酸酐酶抑制剂如多佐胺（Truspot）和布林佐胺（Azopt）所代替。局部的碳酸酐酶抑制剂可以作为初始治疗时单用 β 受体阻滞剂疗效欠佳的替代用药以及有效的联合用药。1%布林佐胺每日 3 次的给药方案与 2%多佐胺每日 3 次及 0.5%倍他洛尔每日 2 次的降眼压疗效相当，可使眼压降低 16%~25%，但稍弱于 0.5%噻吗洛尔每日 2 次。虽然说明书中推荐布林佐胺和多佐胺用药方法为每日 3 次，但每日 2 次可能就足够了。多佐胺与 β 受体阻滞剂联用可进一步降低眼压[61,62]。Cosopt 是由盐酸多佐胺和马来酸噻吗洛尔组成的复方制剂[63]。

眼用多佐胺和口服乙酰唑胺联合使用无协同作用，但可能增加不良反应风险。因此，不建议同时应用局部和口服的碳酸酐酶抑制剂[64-66]。

局部碳酸酐酶抑制剂有良好的耐受性，全身不良反应少见。多佐胺最常见的不良反应有眼部灼烧、刺痛、不适、过敏反应、苦味及浅表点状角膜炎。由于布林佐胺的 pH 更接近泪液，故布林佐胺较多佐胺引起眼灼烧和刺痛的可能性更小。上述两种药物均属于磺胺类，可能引起与磺胺类药物相似的不良反应。此类药物不可用于肝肾功能损害的患者[64-66]。

毛果芸香碱

历史上毛果芸香碱（Isopto Carpine）常作为初始治疗药物的选择，但随着新药的引进和广泛使用，它已退出了一线治疗的行列。毛果芸香碱的初始给药方案通常为较低的浓度（1%）每日 4 次，每次 1 滴。毛果芸香碱是具有直接作用

的胆碱能药物（拟副交感神经），通过收缩睫状肌的纵行纤维，增加巩膜突的张力，使小梁网间隙开放，增加房水排出，降低眼压，也可能存在对小梁网的直接作用。毛果芸香碱通过虹膜括约肌的收缩会引起瞳孔缩小，但瞳孔缩小与眼压降低无关。

卡巴胆碱

卡巴胆碱（Isopto Carbachol）作为三线药物保留，用于对初始治疗反应欠佳或对初始治疗药物无法耐受的患者。卡巴胆碱具有直接的拟胆碱能效应，且耐胆碱酯酶的能力强于毛果芸香碱。卡巴胆碱还可增加副交感神经末梢乙酰胆碱的释放，并有轻微的抗胆碱酯酶作用，通常的用法为每日 3 次给药。

抗胆碱酯酶药

如果合理应用单药或联合用药的治疗方案仍不能使眼压控制在正常范围内，可加用抗胆碱酯酶药物。抗胆碱酯酶药物通过抑制胆碱酯酶来增加乙酰胆碱的量，从而增强乙酰胆碱所产生的拟胆碱能效应。

依可碘酯

依可碘酯（phospholine iodide）是一种不可逆的胆碱酯酶抑制剂，主要作用是灭活假性胆碱酯酶，也可以抑制真正的胆碱酯酶。如果其他药物较高剂量或者联合用药仍无效时，可以选择依可碘酯。依可碘酯作用时间长，对眼压控制较好；但缩瞳和近视是最严重的不良反应，当药物浓度超过 0.06%还可增加患者其他不适（如额部疼痛）[67]。

联合治疗

一般来说，不同作用机制的抗青光眼药物联合应用时会有协同作用。作用机制相似的药物（如同类药物）不应联合使用，因为剂量相关性不良反应风险显著增加，而其疗效的增加则是有限的。

噻吗洛尔及其他 β 受体阻滞剂与缩瞳剂、前列腺素类似物、α₂ 受体激动剂、碳酸酐酶抑制剂联合应用时可增强降眼压的效果。例如，当噻吗洛尔与毛果芸香碱、多佐胺、溴莫尼定和曲伏前列素联合使用时，降眼压效果更为显著。同样，当拉坦前列素与噻吗洛尔、多佐胺、α₂ 受体激动药联合使用时也有协同作用[38-42,68-73]。

固定组合的药物可以在治疗开角型青光眼上发挥更多优势。这种优势在于通过减少用药的剂量和药物种类提高患者依从性，避免两种药物之间必须间隔 5~10 分钟以减少第二种药物的冲溢，通过减少苯扎氯铵等防腐剂的暴露量而提高安全性和耐受性，通过减少两种药物的共付费而节约了成本。目前市面上有两种固定搭配的 β 受体阻滞剂，一种是噻吗洛尔/多佐胺（Cosopt），另外一种是溴莫尼定/多佐胺（Combigan）。噻吗洛尔/多佐胺（Cosopt）的降眼压效果相当于甚至优于拉坦前列素的单独应用[65]。布林佐胺与溴莫尼定的复方制剂 Simbrinza 也已经可以获得[63]。

致病因素

案例 54-1

问题 1：M. H. ,一位 52 岁有着棕色眼睛的非洲裔美国女士,例行眼科检查。右眼非矫正视力 20/40,左眼为 20/80。眼压测量双眼均为 36mmHg。眼底镜检查:双眼生理性视杯;视野检查:与青光眼一致的视神经纤维束缺损。双侧瞳孔正常,前房角镜检查:双侧房角开放。无白内障形成。患者自诉有青光眼家族病史,近期接受过高血压、充血性心力衰竭和哮喘的治疗,用药如下:

　阿米替林:75mg,睡前服用

　氯苯那敏:4mg,每 6 小时 1 次,必要时服用

　地高辛:0.25mg,每日 1 次

　呋塞米:40mg,每日 2 次

　硝酸甘油:0.3mg,舌下含服(必要时)

　沙美特罗替卡松吸入剂:每日 2 次,每次 1 吸

　沙丁胺醇气雾剂:必要时,每日 4 次,每次 1~2 掀

　噻托溴铵粉吸入剂:每日 1 次,每次 18μg

　眼科检查提示 M. H. 患有原发性开角型青光眼,哪些因素可导致眼压升高?

原发性开角型青光眼被认为具有遗传性,M. H. 有家族性遗传史。此种疾病在非洲裔美国人中较普遍和突出。另外,她正在服用可能导致眼压升高的药物。

抗胆碱类药物

许多报告药物引起的眼压升高主要为局部散瞳剂/睫状肌麻痹剂(抗胆碱类药物)所致的闭角型青光眼发作。对于开角型青光眼,抗胆碱类药物能显著增加房水流出的阻力,在前房大部分开放的情况下升高眼压。在眼科常规检查中,会使用散瞳剂/睫状肌麻痹剂散瞳(除非有其他禁忌证)。在散瞳前往往会检测眼压,所以对于 M. H,这些药物不会影响眼压。

如果抗胆碱药物全身给药的剂量很高而导致瞳孔散大,则闭角型青光眼发作的风险将会提高。但是,这些药物加重开角型青光眼的可能性不大,除非这些药物到达眼内的量足以导致睫状肌麻痹。尽管抗胆碱类药物导致青光眼加重的文献少见,但抗胆碱类药物(如抗组胺药、地西泮、丙吡胺、吩噻嗪类、三环类抗抑郁药、噻托溴铵)的不良反应不容忽视[4]。M. H 必要时服用氯苯那敏,睡前服用阿米替林,噻托溴铵每日吸入 1 次,瞳孔检查正常,无证据显示其瞳孔散大或睫状肌麻痹,因此由这些药物导致其眼压升高的可能性很小。

肾上腺素类药物

肾上腺素类药物如中枢神经系统兴奋药、血管收缩药、食欲抑制药和支气管舒张药能产生微弱的瞳孔散大作用。此类药物对正常人以及开角型青光眼患者的眼压无明显影响。因此,沙美特罗和沙丁胺醇引起 M. H. 眼压升高的可能性不大。

其他药物

尽管有报道血管扩张药能引起轻度眼压升高,但没有确切的证据证明其会导致闭角型青光眼发生。因此必要时应用硝酸甘油也非 M. H. 眼压高的原因。还有个别报道发现其他药物会导致青光眼患者瞳孔散大,这些药物包括肌松药(卡立普多)、单胺氧化酶抑制剂、芬氟拉明、神经节阻滞剂、水杨酸盐和口服避孕药。此外琥珀酰胆碱、氯胺酮和咖啡因也可能导致眼压升高。糖皮质激素诱导的眼压升高将在案例 54-8,问题 2 中讨论。如果 M. H. 使用任何其他与眼压升高有关的药物,则可通过随访使其潜在不利影响最小化。

初始治疗

案例 54-1,问题 2：对于 M. H. ,首选的治疗方案是什么?

在原发性开角型青光眼的治疗中,局部的 β 受体阻滞剂或前列腺素类药物是初始治疗方案的一线用药(图 54-2)。大量研究也证实了这些药物的有效性及相对明确的不良反应。溴莫尼定(阿法根)和局部碳酸酐酶抑制剂是一线用药的替代品种。表 54-1 列出了治疗原发性开角型青光眼常用的局部药物。

由于 M. H. 有哮喘病史,她不应选择噻吗洛尔或其他非选择性的 β 受体阻滞剂(关于心力衰竭患者使用 β 受体阻滞剂的适应证和用法在第 14 章中有描述)作为初始治疗方案。对于伴有气道变应性疾病的患者,β₁ 受体阻滞剂如倍他洛尔较非选择性的 β 受体阻滞剂(如噻吗洛尔)更易耐受,因此 M. H. 这种情况需要使用局部 β 受体阻滞剂时应选择倍他洛尔[12,31,32,74]。对 M. H. ,青光眼的初始治疗方案选择 0.25% 的倍他洛尔混悬液每日 2 次给药是合理的。但倍他洛尔可能引起心肺方面的不良反应,应对 M. H. 进行严密的随访观察。与其他眼用 β 受体阻滞剂相比,虽然倍他洛尔和美替洛尔更常出现眼部的烧灼感和刺痛,但 0.25% 的混悬液比 0.5% 的溶液更容易耐受且同样有效[32]。初始治疗除倍他洛尔外,也可选择溴莫尼定、局部碳酸酐酶抑制剂或前列腺素类药物如拉坦前列素。尽管溴莫尼定、局部酸酐酶抑制剂及拉坦前列素并不加重哮喘或充血性心力衰竭,但它们可能引起局部的不良反应,而且溴莫尼定可能引起低血压和倦怠。

健康教育

案例 54-1,问题 3：为 M. H. 选择了 0.25% 的倍他洛尔混悬液,点双眼,每日 2 次,每次 1 滴。那么该怎样指导 M. H. 正确使用倍他洛尔,并注意观察不良反应呢?

临床医师应该指导 M. H. 用拇指和中指持倒置的倍他洛尔药瓶,把这只手顶在额头以减小由于手臂突然晃动而可能对眼睛造成不经意的伤害。空闲出示指压瓶底,挤出一滴给药。练习几次后这种方法就很容易被掌握了。另一手的示指向下拉下眼睑,或用拇指和示指捏起下睑形成凹陷。同时患者应向上看,然后将药物滴入凹陷内。

术后药物治疗方案

为了避免或控制术后眼内压增高
- 安普尼定
- 溴莫尼定

药物治疗

一线治疗方案
前列腺素类似物：
- 通常作为一线单药治疗方案
- 二线治疗方案为：β受体阻滞剂、局部碳酸酐酶抑制剂、溴莫尼定

一线治疗方案
β受体阻滞剂：
- 通常作为一线单药治理方案
- 非选择性药物可更有效的降低眼内压,但这种效应可能与视力保护并不相关

一线治疗替代方案
选择性肾上腺α₂受体激动剂：
溴莫尼定
- 替代β受体阻滞剂或前列腺素类似物作为单药治疗方案
- 二线治疗方案：β受体阻滞剂、前列腺素类似物/拉坦前列素或者局部碳酸酐酶抑制剂
- 局部不良反应发生频率较安普尼定低

一线治疗替代方案
局部碳酸酐酶抑制剂：
多佐胺或布林佐胺
- 替代β受体阻滞剂或前列腺素类似物作为单药治疗方案
- 二线治疗方案：β受体阻滞剂、拟交感神经药、前列腺素类似物/拉坦前列素和胆碱能类药物
- 局部不良反应包括眼灼烧感、刺痛及不适

不耐受或出现不良反应

- 告知患者使用时需压住鼻泪管处以减少不良反应
- 选择同类药物中其他品种(如倍他洛尔、布林佐胺)

未达到治疗目标

- 评估用药依从性
- 教给患者按压鼻泪管以优化治疗效果

选择固定复方制剂
- 噻吗洛尔/多佐胺(Cosopt)
- 噻吗洛尔/溴莫尼定(Combigan)

增加第二种局部用药
- 拉坦前列素、溴莫尼定或局部碳酸酐酶抑制剂
- 毛果芸香碱/卡巴胆碱

增加浓度

选择一线治疗替代药物

未达到治疗目标

增加第二种局部药物的浓度

将毛果芸香碱/卡巴胆碱换为胆碱酯

未达到治疗目标

增加碳酸酐酶抑制剂浓度

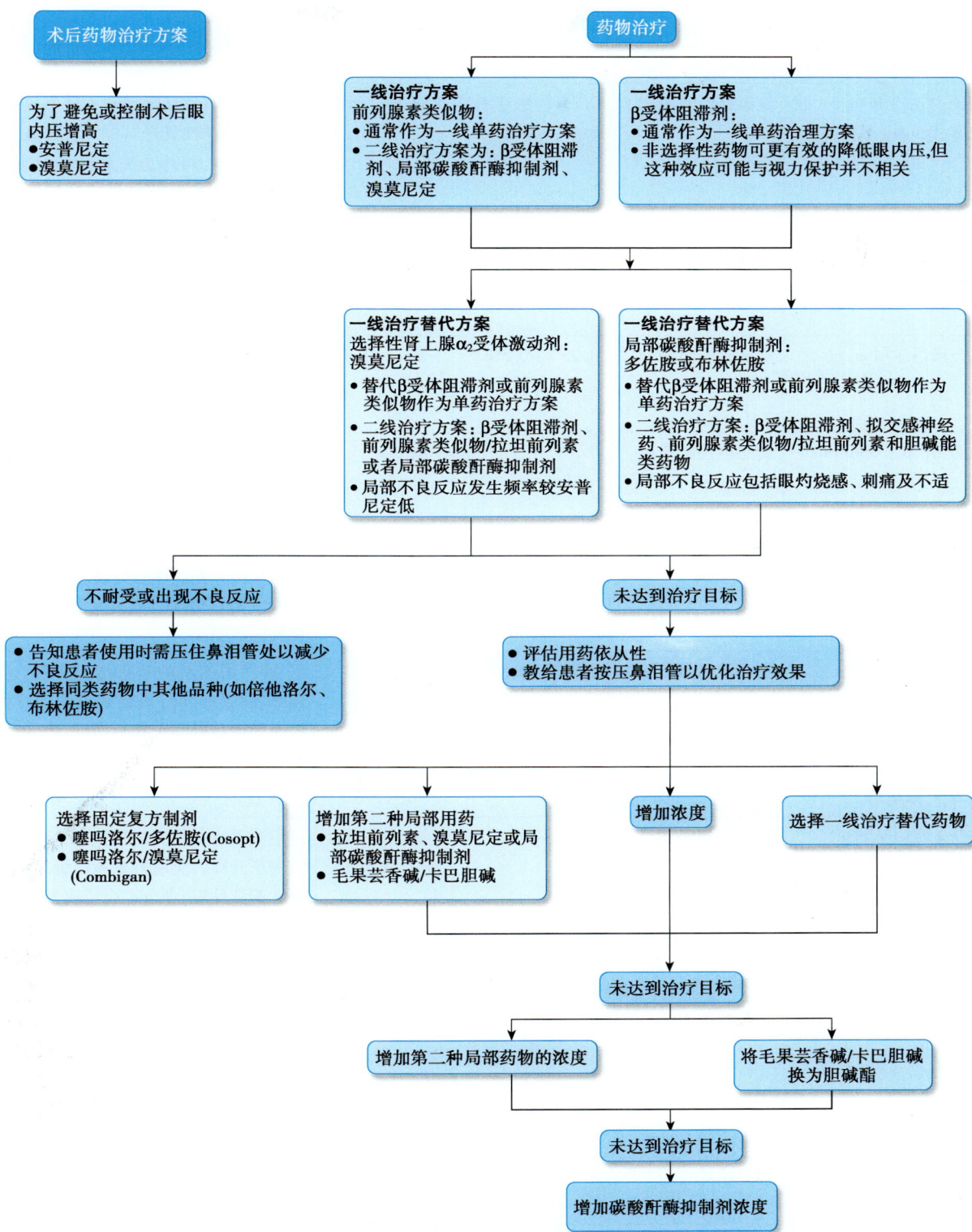

图 54-2 青光眼的药物治疗

表 54-1

治疗开角型青光眼的常用药

类别	机制	浓度	用量	评价
β 受体阻滞剂				
倍他洛尔（Betoptic 混悬液、Betoptic S 溶液）	交感神经阻滞剂	0.25%（悬浮液） 0.5%（溶液）	1 滴 bid	用前摇匀，有效且眼部的不良反应少，bid 给药依从性良好。由于它对 β_1 受体有选择性，可作为充血性心力衰竭或肺疾病患者的眼用 β 受体阻滞剂。不良反应少于噻吗洛尔
卡替洛尔（Ocupress）	交感神经阻滞剂	1%	1 滴 bid	有效且不良反应少，bid 给药依从性好。在有充血性心力衰竭或肺疾病患者慎用
左布诺洛尔（Betagan）	交感神经阻滞剂	0.25%~0.5%	1 滴 qd~bid	有效且眼部的不良反应少，qd~bid 给药可提高患者的依从性。在有充血性心力衰竭或肺病的患者应慎用
美替洛尔（OptiPranol-ol）	交感神经阻滞药	0.3%	1 滴 bid	有效且不良反应少，bid 用法增强依从性。有充血性心力衰竭或肺疾病患者慎用
噻吗洛尔（Timoptic）	交感神经阻滞药	0.25%~0.5%	1 滴 bid	有效且眼部的不良反应少，bid 用法增强依从性。充血性心力衰竭或肺疾病患者慎用。长期有效性已被证实，不良反应已明确
噻吗洛尔凝胶溶液（Timoptic XE）	交感神经阻滞药	0.25%~0.5%	1 滴 qd	可 qd 使用的新的噻吗洛尔溶液。眼药赋形剂（gelrite）可延长角膜前存留时间并提高眼的生物利用度，使 qd 给药成为可能
α_2 受体激动剂				
安普乐定（Iopidine）	拟交感神经药	0.5%~1%	1 滴 手术前后或 1 滴 bid~tid	可用于手术前后，防止眼前节激光后眼内压升高。应用阻塞鼻泪管减小全身性不良反应，使 bid 给药成为可能。不能穿透血-脑屏障，因此，全身性低血压可以忽略。局部的不良反应相当常见。可以观察到快速耐药反应
溴莫尼定（Alphagan）	拟交感神经药	0.15%，0.2%	1 滴 bid~tid	长期单独用药或联合用药有效。应用阻塞鼻泪管减小全身性不良反应，使 bid 给药成为可能。能穿透血-脑屏障；因此，可以引起轻度全身性低血压和嗜睡。局部不良反应较噻氯匹定少
溴莫尼定（Alphagan P）	拟交感神经药	0.1%，0.15%	1 滴 bid~tid	含有 PURITE 这种防腐剂，这种防腐剂以及较低的药物浓度可提高耐受性
局部的碳酸酐酶抑制剂				
布林唑胺（Azopt）	减少房水生成	1%	1 滴 tid	长期单独用药或联合用药有效。耐受性好，全身性不良反应少见。烧灼感、刺痛较杜塞酰胺少见

表 54-1

治疗开角型青光眼的常用药(续)

类别	机制	浓度	用量	评价
杜塞酰胺(Trusopt)	减少房水生成	2%	1 滴 tid	长期单独用药或联合用药有效。耐受性好,全身性不良反应少见
前列腺素类似物				
拉坦前列素(Xalatan)	前列腺素 $F_{2\alpha}$ 激动剂	0.005%	1 滴 qn	Bid 给药较 qn 给药效果差。可以引起虹膜色素增加。全身性不良反应少见,包括肌肉、关节、后背疼痛和皮疹。单独用药或联合用药有效。可能引起虹膜和眼睑色素增加。未开启药瓶保存在冰箱中。开启的药瓶在室温下可保存 6 周
曲伏前列素(Travatan Z)	前列腺素 $F_{2\alpha}$ 激动剂	0.004%	1 滴 qn	Bid 给药较每日睡前 1 次给药效果差。可能引起虹膜和眼睑色素增加。全身性不良反应少见,包括感冒,上消化道感染。单独用药或与噻吗洛尔联合用药有效。可能比噻吗洛尔和拉坦前列素更有效,以及对非洲裔美国人更有效
贝美前列素(Lumigan)	前列酰胺	0.03%	1 滴 qn	Bid 给药较 qn 给药效果差。可能引起虹膜和眼睑色素增加。全身性不良反应少见,包括感冒,上呼吸道感染和头痛。单独用药或联合用药有效。可能比噻吗洛尔和拉坦前列素更有效
他氟前列素(Zioptan)	前列腺素 $F_{2\alpha}$ 激动剂	0.0015%(不含防腐剂)	睡前 1 次,每次 1 滴	Bid 给药较 qn 给药效果差。可能引起虹膜和眼睑色素增加。全身性不良反应少见,包括感冒,上呼吸道感染、头痛、尿路感染。未开封的箔袋应存放在冰箱内,开封使用后可以在室温下保存 28 日
缩瞳药				
毛果芸香碱(Isopto Carpine)	拟副交感作用	1%,2%,4%	1~2 滴 tid-qid	长期用药疗效确切。用药频率不宜多于 q4h。常见的不良反应包括缩瞳、视力下降及额痛
卡巴胆碱(Isopto Carbachol)	拟副交感作用	1.5%,3%	1~2 滴 tid-qid	用于对其他缩瞳药物过敏或不能耐受的患者。可以 q4h 给药 1 次。所含的苯扎氯铵可以增加活性成分对角膜的穿透性。不良反应与毛果芸香碱相似
碘化磷酰硫胆碱(Phospholine iodide)	抗胆碱酯酶	0.125%	1 滴 bid	最常用的胆碱酯酶抑制剂。通常 bid 给药,作用时间较长,有利于提高患者的依从性。以粉末和稀释液形式存在,室温下可保存 30 日,冰箱里可保存 6 个月。不良反应与毛果芸香碱相似,可能增加白内障的形成

表 54-1

治疗开角型青光眼的常用药(续)

类别	机制	浓度	用量	评价
复方药物				
0.2%酒石酸溴莫尼定/0.5%噻吗洛尔(Combigan)	拟交感药物/交感神经阻滞剂	0.2%/0.5%	1 滴 bid	复方制剂可以提高依从性,也减少使用两种药物时 5～10 分钟的等到
2% 多佐胺/0.5%噻吗洛尔(Cosopt)	减少房水的生成/交感神经阻滞剂	2%/0.5%	1 滴 bid	复方制剂可以提高依从性,也减少使用两种药物时 5～10 分钟的等到
1% 布林佐胺/0.2%溴莫尼定(Simbrinza)	减少房水生成/拟交感神经药	1%/0.2%	1 滴	用前充分摇匀。复方制剂可以提高依从性,也减少使用两种药物时 5～10 分钟的等待

Bid,每日 2 次;q4h,每 4 小时 1 次;qd,每日 1 次;qid,每日 4 次;tid,每日 3 次

应鼓励患者持续规律用药以保证青光眼的有效治疗。慢性青光眼通常无明显症状,因此,应鼓励患者连续用药,特别是当遇到药物的不良反应时。倍他洛尔最佳用药频次为每 12 小时 1 次,此种给药方案与其作用时间一致(见表 54-1)。

虽然倍他洛尔的全身不良反应很少(如心动过缓、心脏传导阻滞、充血性心力衰竭、呼吸窘迫和中枢神经系统不良反应等),但是 M. H. 应该向医生报告她所出现的任何不良反应。

鼻泪管阻塞

案例 54-1,问题 4:M. H. 应用鼻泪管阻塞(泪点阻塞)对倍他洛尔的全身性吸收或者治疗效果有多大影响?

鼻泪管阻塞,或者说是泪点栓塞是一种可以显著降低药物全身吸收药量的技术[75]。泪点阻塞(给药时和给药后用手指轻轻按住靠近鼻侧的眼角处 3～5 分钟)可以减少眼用制剂(如倍他洛尔)的全身吸收,降低不良反应的发生率并提高疗效[75-77]。白内障术前给患者眼睛数次滴入 0.5%噻吗洛尔滴眼液,每次 1 滴,同时阻塞鼻泪管 5 分钟,结果发现鼻泪管阻塞患者房水中的药物浓度显著高于没有阻塞的患者[76]。

鼻泪管阻塞是有效的,较低的药物浓度及较少的给药频次即可使药效最大化[69]。

替代治疗

案例 54-1,问题 5:治疗 2 周后,M. H. 回来随访。测眼压,右眼 32mmHg,左眼 30mmHg。她否认未遵医嘱,没有主诉无法耐受的不良反应。治疗方案如何调整? 有其他制剂或者药物吗?

倍他洛尔的降眼压效果可能弱于其他眼用 β 受体阻滞剂,因此,需要联合治疗。但应对 M. H. 进行评估,判断她是否应用鼻泪管阻塞。如果没有,则需要对 M. H. 再次讲解鼻泪管阻塞并强调这项技术对其获得最佳治疗效果的重要性(见案例 54-1,问题 4)。

患者应在初始治疗 2 周后进行随访。如果 M. H. 坚持应用鼻泪管阻塞治疗,其眼压仍然较高,则需调整治疗方案。未达到治疗目标,可增加药物浓度,或联用其他药物(如溴莫尼定、局部的碳酸酐酶抑制剂、前列腺素类药物),或选择其他一线药物。眼压控制不稳定的患者每隔 4 个月随访 1 次[5]。稳定的患者每 6～12 个月随访 1 次[5]。

不良反应

案例 54-1,问题 6:几周后,M. H. 在使用倍他洛尔基础上,增加了 2% 的多佐胺溶液,每次双眼各 1 滴,每日 2 次。2 周后,M. H. 回来随访,主诉双眼刺痛及异物感。测眼压,右眼 30mmHg,左眼 29mmHg。她的不良反应及治疗效果差的原因可能是?

多佐胺暴露在外界环境中会有白色颗粒出现在瓶口。这些颗粒可能会在给药时落入患者眼内,导致局部不良反应,如眼睛刺痛和异物感。这种异物产生的不适足以导致患者不遵医嘱,从而导致治疗效果差。瓶口的这些颗粒可用无菌水冲掉。应询问 M. H.,她的多佐胺药瓶瓶口是否存在白色颗粒[78]。

这些主诉也有可能是治疗的不良反应,而与颗粒的存在无关,有报道称在临床试验中有 1/3 使用多佐胺的患者出现眼烧灼感、刺痛、不适。对 M. H. 的给药方法也需要评估,判断她使用两种眼药的间隔时间是否超过 5～10 分钟,以确保第一种眼药没有被第二种眼药冲掉。这是在评估其治疗效果时应该考虑的[15]。

案例 54-1,问题 7:在和 M. H. 进一步讨论之后,考虑她因为无法耐受不良反应,而没有坚持多佐胺治疗。多佐胺被中止,并换成 0.004%的曲伏前列素,滴双眼,每晚 1 次,每次 1 滴。为什么这种药物可能特别适合 M. H.?关于曲伏前列素的不良反应如何开展患者用药教育?

前列腺素类似物是一线用药,并适合于对其他药物无效或无法耐受的患者。曲伏前列素对于 M. H. 是理想的选择,因为非洲裔美国人对于曲伏前列素反应较强[43]。但需要告知 M. H. 关于虹膜色素沉着的可能性,而且虹膜色素沉着可能是永久的。也需要告知可能出现眼睑皮肤变黑及睫毛变密、变长的情况,这些都可能是不可恢复的。这些不良反应对于 M. H. 来说,不可能像化妆一样,因为她有棕色的眼睛,而且双眼都要使用这种滴眼液。

闭角型青光眼

治疗

案例 54-2

问题1:D. H.,男,72 岁,就诊于急诊。右眼极度发红,角膜"雾状",主诉眩光、极度疼痛,诊断为急性闭角型青光眼。如何治疗?

D. H. 应由眼科医生诊疗,因为急性闭角型青光眼是医疗急症。药物治疗通常为2%~4%毛果芸香碱,每5分钟滴一滴,持续给药4~6次。建议滴药时压迫内眦以减少全身吸收。此时强效缩瞳剂是禁用的,因可能加重房角关闭。局部应用噻吗洛尔也用于治疗急性闭角型青光眼,通常与毛果芸香碱合用。然而,在这种情况下,减少房水生成的药物可能是无效的,因为睫状体在缺血状态下,这些药物减少房水生成的能力会下降[5]。

高渗剂

高渗剂(表 54-2)是通过在血浆和眼内液体间建立渗透压梯度来发挥作用[79]。与分布在全身体液中的药物相比,这种药物(如甘露醇)仅分布在细胞外液,相同剂量的药物会产生更大的血浆渗透压[79]。静脉给药的效果比口服给药更快、更强,口感可能是此类口服制剂的一个困扰,但也可通过加入碎冰或者用柠檬汁、可乐等解决。

表 54-2

高渗剂

种类	给药方式	浓度	起效(min)	达峰值(h)	作用时间(h)	使用剂量	眼穿透力	分布
甘露醇	静脉	5%,10% 15%,20%	30~60	1	6~8	1~2g/kg	很差	细胞外液
甘油	口服	50%	10~30	0.5	4~5	1~1.5g/kg	差	细胞外液
异山梨醇	口服	45%	10~30	1	5	1.5~2g/kg	好	体液

口服药物常选用50%甘油,剂量为1~1.5g/kg[80]。对糖尿病患者,可选择异山梨醇,因为它不被代谢,不产生热量[81]。肠道外用药可选择甘露醇,使用剂量为1~2g/kg,它也不被代谢,不产生热量,可用于肾衰竭患者[82,83]。

高渗剂的常见不良反应包括头痛、恶心、呕吐、多尿、脱水。很重要一点是患者严禁饮水,因为这会降低此类药物的渗透作用。

有文献报道应用高渗剂会加重肺水肿及充血性心力衰竭,也有一例应用甘露醇发生过敏反应的报道[84]。

除使用高渗剂外,也可以联合乙酰唑胺500mg静脉给药。

药物的眼部不良反应

案例 54-3

问题1:B. C.,男,64 岁,既往有高血压病史,服用氢氯噻嗪每日25mg。他还服用胺碘酮治疗心律失常,每日800mg。服用氯苯那敏抗过敏,必要时服用,每日2次,每次12mg。4 周前,治疗方案中增加了利培酮每日2次,每次1mg。此外还服用西地那非平均每周2次,每次100mg。患者主诉有时视力模糊,与治疗药物有关吗?

B. C. 目前服用的所有药物均有眼部的不良反应。噻嗪类利尿剂可引起急性近视,时间可持续24~48小时[85,86]。然而,考虑视物模糊近期刚出现,氢氯噻嗪不大可能是 B. C. 视力模糊的原因。

胺碘酮可以引起角膜病,但是无症状的[87,88]。很多应用这种药物的患者在角膜上皮内产生微沉淀,就像氯喹引起的环状角膜病变那样[85]。这种角膜沉淀是双侧的,与用药剂量及疗程相关,是可逆的,并且与视觉症状无关。

利培酮被认为与调节紊乱和视力模糊有关[89]。

服用氯苯那敏的患者大约有1%会感到视物模糊,B. C. 可能就是其中之一。这种结果可出现在每日服药12~14mg的患者身上[85]。抗组胺药如西替利嗪产生上述效应的可能性更低。西地那非被认为与色彩和光线感知的变化及视力模糊有关[90]。这种效应一般在使用后4小时内减弱。

表 54-3[85-114]概括了全身用药的较为常见的眼部不良反应。每个病例都应单独评估,对不能耐受的患者另选治疗手段。

表 54-3

全身用药的眼部不良反应

药物类别	对眼的作用	临床观察
镇痛药		
布洛芬	降低视力	少见;有报道视物模糊,服用剂量从 200mg/片,每周 4 片到每日 6 片。很少报告有色觉改变[91]
麻醉剂,包括喷他佐辛	瞳孔缩小	常规剂量的吗啡可引起瞳孔缩小,其他药物的作用要轻些。瞳孔缩小是由药物作用于中枢神经系统的缩瞳中枢引起[85]
	流泪、瞳孔变形、调节麻痹、复视	这些作用与麻醉剂的停药有关[85]
抗心律失常药		
胺碘酮	角膜病	此不良反应与剂量和用药时间相关;类似氯喹引起的角膜病。角膜病变是双侧、可逆、与视觉症状不相关的。每日服用 100~200mg,仅有微小角膜沉着物。每日服用 400mg,几乎 100%患者发生沉着物[87,88]
	白内障	以前报告的,无意义的晶体前囊混浊,与胺碘酮治疗有关。很少见的情况:这种混浊发展,增加晶体混浊的密度和分布区域,最终超过瞳孔区以外。其机制不清楚,但与氯丙嗪类似,胺碘酮是光敏感剂。所以,晶体的改变大部分限定在瞳孔区,可能是光暴露导致了晶体的改变[85-88]
	视神经病变	约2%的患者有视神经病变[90]
抗胆碱能药		
阿托品,双环维林,格隆溴铵,丙胺太林,东莨菪碱,苯海索	散瞳、睫状肌麻痹、调节下降、畏光	全身和皮下用抗胆碱能药可以引起瞳孔扩大,一小部分引起睫状肌麻痹。瞳孔扩大可以诱发闭角型青光眼。畏光与瞳孔扩大有关。视近物时调节下降[85.92]
抗惊厥药		
卡马西平	复视、视物模糊	当剂量>1~2g/d 时出现眼的不良反应;剂量下降后消失[85]
苯妥英	眼球震颤、白内障	眼球震颤见于血药浓度高的患者(>20μg/ml)。其他的乙内酰脲类药物很少见眼的症状。长期治疗有很少的人出现白内障
托吡酯	急性近视继发闭角型青光眼	托吡酯已与闭角型青光眼相关。症状包括眼痛、头痛、恶心、呕吐、充血、视野缺陷和失明。这一过程通常是双向的,如果症状识别,药物及时停止,不良后果可能最小化
三甲双酮	眩光	眼睛暴露于光线下会出现较久的眩目或眩光。眩光是可逆的,发生在视网膜水平,更常见于青少年和成人;少见于儿童[85]
氨己烯酸	视野异常	视野异常包括双侧、对称和不可逆性外周收缩发生在 30%的患者。大多数患者是无症状的,<0.1%的患者有临床影响[90]
麻醉剂		
丙泊酚	睁眼困难	用丙泊酚进行标准化麻醉,用于耳鼻喉科的操作,50 人中有 6 人无论是自发还是接收到语言命令后都不能睁眼。这种反应麻醉给药后持续 3~20min。2 例出现眼球完全不能运动。这种是暂时的、肌无力样的[94]

表 54-3

全身用药的眼部不良反应（续）

药物类别	对眼的作用	临床观察
抗抑郁药		
三环类抗抑郁药	瞳孔扩大，睫状肌麻痹	瞳孔扩大是三环类抗抑郁药最常见的不良反应。睫状肌麻痹很少见。有报告会诱发闭角型青光眼[85]
氟西汀	眼痉挛	服用氟西汀 20~40mg/d，与眼外侧肌阵发性收缩有关。这种现象发生在起始应用氟西汀 3~4 周后。停药 2 周后恢复[95]
抗组胺药		
氯苯那敏	视物模糊 瞳孔扩大，泪液分泌减少	视物模糊很少发生（日摄入量 12~14mg 中，约有 1%） 少见[85]
抗高血压药		
可乐定	瞳孔缩小	瞳孔缩小见于过量[85]
	眼发干、发痒	少见[85]
二氮嗪	流泪	约有 20% 的人发生流泪，停药后仍可能继续[85]
胍乙啶	瞳孔缩小、上睑下垂、结膜炎、视物模糊	偶发的记录。一项研究报告：患者服用胍乙啶 70mg/d，17% 发生视物模糊[85]
利舍平	瞳孔缩小	瞳孔缩小很轻微，但应用单独用药后可持续一周[85]
	结膜炎	通常继发于结膜血管扩张[85]
抗感染药		
金刚烷胺	角膜损害	有报告弥漫、白点状角膜上皮下混浊，偶尔与表浅点状角膜炎相关。起始治疗剂量 200~400mg/d，1~2 周后发病。解决办法是停药[96]
氯霉素	视神经炎	少见，除非总剂量超过 100g 及用药时间>6 周。停药后视力通常会有改善[85]
氯喹	角膜沉淀物	一些病人应用常规剂量，可能在几个月内发展成角膜沉淀物。沉淀物呈黄白色，用生物显微镜可以看到，但不重要[85]
	视网膜病变（黄斑变性）	总剂量>100g 时出现严重的视网膜病变。通常发生在 1~3 年后；也可发生于 6 个月。视力丧失可以是周边性的，逐渐发展成中心视力丧失，并扰乱色觉。当应用大剂量（500~700mg/d）时，视物模糊等症状出现得更早，这种情况很少见。停药后，黄斑改变仍可继续。这些药物沉积在色素组织[85]
乙胺丁醇	球后视神经炎	服用剂量 15mg/(kg·d)，实际上没有眼的不良反应。25mg/(kg·d) 连续应用几个月，眼的不良反应也很少见。病人长期服用应进行常规的视觉检查，包括视野。停药后大多数不良反应是可逆的[85,90]
庆大霉素	脑假瘤	少见。但有许多文献证明继发视盘水肿及视觉丧失[85]
异烟肼	视神经炎	没有很好的阐述，但没有周围神经炎有意义。因为大部分患者营养不良、慢性酒精中毒、接受多种药物治疗，所以造成评估困难。先前存在的眼病不是发病诱因[85]

表 54-3

全身用药的眼部不良反应（续）

药物类别	对眼的作用	临床观察
萘啶酸	视觉敏感度下降	很常见的眼的不良反应。主要特点是带视物颜色发亮；给药后马上就会出现。尽管喹诺酮类抗菌药物是萘啶酸的衍生物，但它们很少出现这些眼的不良反应[85]
	视觉丧失	暂时反应（30min~3d）
	视盘水肿	主要出现于婴儿和幼儿，继发于颅内压增高，停药后可逆
磺胺类药物	近视	急性的、可逆的；很常见的眼的不良反应
	结膜炎	主要发生于局部应用磺胺噻唑，治疗的第 5 日到第 9 日会有 4% 的发生率[85]
	视神经炎	甚至低剂量都会出现。通常可逆，视力完全恢复[85]
	光敏感性	与应用磺胺异噁唑进行睑缘治疗有关[97,98]
四环素	近视	急性的、暂时的、少见的[85]
	视盘水肿	儿童和婴儿较成人常见；少见[85]
伏立康唑	视觉改变	可能与剂量较大或血浆中沉积有关[99]
	视物模糊	
抗炎药（亦见镇痛药；糖皮质激素类药）		
环氧合酶-2 抑制剂	视物模糊 结膜炎	停止治疗将没有长期影响[90]
金	角膜、结膜沉淀物	结膜和表浅角膜的沉着物较晶体或深层角膜的多见。总剂量是 1.5g，角膜的发生率为 40%~80%；视力不受影响。口服治疗有一例病例报告[85]
吲哚美辛	视力下降	少见；很少有报告伴有色觉改变[85]
保泰松	视力下降	是这种药物最常见的眼的不良反应，可能由晶体水合作用增强引起[85]
	结膜炎、视网膜出血	没有视力下降常见。结膜炎可能和 Steven-Johnson 综合征的发展或过敏反应有关[85]
降血脂药		
洛伐他汀	白内障	高脂血症患者用洛伐他汀 20~80mg/d，治疗 48 周之前和之后，评估他们的晶状体。48 周时，统计学分析显示分布在皮质、核、囊下的混浊，安慰剂组与洛伐他汀组无显著性差异。两组之间的视力评估也没有显著性差异[100]
抗肿瘤药		
白消安	白内障	高剂量时有报告[85]
卡莫司汀	动脉狭窄、神经纤维层梗死、视网膜内出血	这些眼的不良反应还没有完全确定。当高剂量卡莫司汀（800mg/m²）治疗时，50 人中有 2 人发生了迟发的双侧眼的毒性。治疗 4 周后眼毒性的症状很明显。颈动脉内给药的 10 个患者中有 7 个在注药的同侧发生迟发的眼毒性（平均 6 周后发作）；其中 2 人，卡莫司汀的最小累积剂量为 450mg/m²[101]

表 54-3

全身用药的眼部不良反应（续）

药物类别	对眼的作用	临床观察
阿糖胞苷	角结膜炎、眼烧灼感、畏光、视物模糊	应用大剂量（$3g/m^2$）治疗时有报告角膜毒性和结膜炎[102]
阿霉素	结膜炎、泪液过多	治疗后可持续几日[85]
厄洛替尼	睫毛粗长	
氟尿嘧啶	眼刺激、流泪	可逆的，很少影响继续治疗[85]
他莫昔芬	角膜混浊、视力下降、视网膜病	通常发生在用药时间超过 1 年，摄入的总剂量超过 100g 的情况下[85]
长春花生物碱（特别是长春新碱）	眼外肌麻痹（EMP）	EMP 或麻痹的发病可能在最初 2 周看到。呈剂量相关。停药后可完全恢复。[85]
巴比妥类		
	瞳孔缩小、瞳孔扩大、眼运动紊乱、上睑下垂	多数显著的眼的不良反应发生在长期使用者或中毒状态。瞳孔的反应是可变的；瞳孔缩小最常见，中毒时则多出现瞳孔扩大。可见眼球震颤和眼外肌无力。长期用药者有特征性的上睑下垂[85]
双膦酸盐（阿仑膦酸钠，依替膦酸钠，帕米膦酸二钠，利塞膦酸钠）		
	视物模糊，疼痛，畏光，结膜炎，巩膜炎，葡萄膜炎	帕米膦酸二钠的不良事件更常见。巩膜炎及葡萄膜炎是最值得关心的问题。如持续的眼痛引起视力进行性下降，建议患者去看眼科医生。使用非甾体抗炎药可对症治疗[90]
钙通道阻滞剂		
	视物模糊、短暂性失明	主要是视物模糊；在几例病例中观察到在达到峰值浓度时出现短暂性失明[103]
糖皮质激素类药		
	白内障	后囊下白内障与全身性应用糖皮质激素类药有关。其会增加，当患者应用泼尼松>15mg/d 或相当剂量，用药期>1 年时，白内障的发生会增加[103,104]。有很少的报告双侧后囊下白内障与吸入烟雾或二丙酸倍氯米松有关。多数病人接受治疗>5 年，通常剂量高于推荐剂量。大约 40%病人也全身性应用糖皮质激素类药[106]（见案例 54-8，问题 1）
	眼内压增高	局部的糖皮质激素类药较全身用药常见。对于未患青光眼的患者不明显。青光眼患者接受全身性糖皮质激素类药物治疗时，应进行常规监测[85]（见案例 54-8，问题 1）
	视盘水肿	全身性糖皮质激素类药引起高颅内压或脑假瘤已有了很好的证明。儿童的发病率较成人高；主要与长期治疗有关
洋地黄制剂		
	色觉改变，视力改变	色觉改变。眩光、视物雪白，主要与洋地黄中毒有关。在少数病例发现可逆的视力下降。也与视野改变有关[85]
	眼内压下降	洋地黄衍生物能降低眼内压，但临床不用于治疗青光眼，因为达到这种治疗效果的系统用药剂量已非常接近中毒剂量[85]
利尿剂		
碳酸酐酶抑制剂，噻嗪类	近视	急性近视可持续 24~48h。可能是由于晶体前后径增加引起。即使继续用药，这也是可逆转的[85]

表 54-3

全身用药的眼部不良反应(续)

药物类别	对眼的作用	临床观察
雌激素		
克罗米芬	视物模糊,瞳孔散大,	5%~10%可发生眼睛的不良反应。视物模糊是最常见的不良反应,但其他的视觉变化,如闪光、视物变形、变色,(最初为银色)亦可能发生[85]
口服避孕药(OCs)	视神经炎,脑假瘤,球后视神经炎	相当罕见。在视网膜的血管异常的病人中,OCs 的使用有待商榷,很多的其他可能的眼睛的不良反应与这些药物有关,需要更多的证据来证实[85]
降低尿酸的药物		
别嘌醇	白内障	相关的报告已经暗示别嘌醇可能与前囊和后囊的变化以及前囊下空泡变有关;在报道的 42 例白内障患者中,由于在这一年龄组的患者中晶状体自身的老化改变是不可预测的,用药与白内障的相关性没有被证实[85,107]
免疫调节剂		
伊马替尼	视力障碍	眼部症状包括视力模糊、结膜炎、眼睛干涩、溢泪和眶周水肿。后者发生在高达 74%的患者[108]
白介素-2	视力障碍	白介素-2 产生的视觉不良反应在第一或第二个治疗周期就已经发生,通常在治疗开始 5~6 日内。视觉症状包括复视、比较性暗点(在孤立的不同大小和形状的区域中视野缺损或视力减弱。这些通常不会被感觉到,但是在视野检查中会是很明显的),还有视像存留(刺激消失后病理性的视觉延长或重复)。在大部分的情形下,为了整体的治疗计划,药物会继续应用,症状会在停止用药后消失[109]
吩噻嗪类		
氯丙嗪	晶体沉着物	当总量<0.5kg 很少发生。大部分病例发生用总剂量 1kg 之后;在剂量>2.5kg 时可上升至 90%。通常,沉着物不会影响视觉。在晶体出现色素变化之后,角膜和结膜可能也受影响[85]
	视网膜色素变性	有小数量的报道。还需进一步的文献支持[85]
硫利达嗪	色素性视网膜病变	主要和每日最大剂量或平均剂量>1 000mg 有关。每日剂量在 600mg 是相对安全的;600~800mg 则不能完全确定安全与否,如果>800mg/d,在视觉敏感度被损害之前,定期的眼底检查并不能发现问题
治疗男性勃起功能障碍		
西地那非 他达拉非 伐地那非	色觉或光觉改变,视力模糊,结膜充血,眼痛,畏光	轻或中度的视觉色彩改变。视物模糊,但不会损害视觉敏感度。视觉的改变经常在用药 4h 之后消失[110-112]。眼部不良反应是罕见的、剂量依赖性的、完全可逆的,与发病年龄不相关,但与血浓度有关,视力变化通常出现在给药后 60min 之内[90]
α 受体阻滞剂		
阿夫唑嗪	视力缺失	有报道可能导致弱视、视力模糊和虹膜松弛[113]
坦索罗辛	虹膜松弛	约有 3%的服用坦索罗辛治疗前列腺增生的患者,在白内障手术中发生了虹膜松弛。改变手术操作通常会使手术获得成功[114]

眼科急症

化学烧伤

案例 54-4

问题 1：S. J. ，24 岁，建筑工人，不明化学物质溅入眼中，到附近的药店诉双眼烧灼感。药师是应该给予 S. J. 治疗，还是建议他去急诊？

化学性烧伤应该立刻引起注意。即刻治疗是用最易取得的水大量冲洗（如淋浴、自来水龙头、饮用的泉水、软水管、洗澡水管）。冲洗至少 5 分钟后，立即送他去急诊科。在去医院的路上，眼睛上要用湿毛巾或布盖住。

其他眼科急症

当医护人员收治严重的眼科急症患者（如化学性烧伤、角膜外伤、角膜溃疡、急性闭角型青光眼）时，应立即治疗。如果医生对恰当的治疗方案哪怕有丝毫的疑虑，也应建议患者看眼科医生。通常，如果没有经过眼科专业的培训和全面的眼科检查，很难有效的评价眼科疾病的严重性。由于磨损或异物造成的角膜外伤，患者通常主诉粗糙沙粒样摩擦感，并能感知到异物的存在。角膜组织是细菌（如铜绿假单胞菌）良好的培养基，治疗应尽早开始，以防角膜穿孔，甚至失明[1]。急性闭角型青光眼的症状和体征请参见案例54-2（问题 1）。

淋菌性结膜炎是眼科急症，患者应立即找眼科医生就诊以防潜在的角膜穿孔[1]。患者伴有眼睑红、肿、触痛，眼球突出，眼球轻度疼痛，可能患有眶蜂窝织炎或眼内炎，需要立即全身性应用抗菌药物治疗。通常，其他病因造成的结膜炎（参见急性细菌性结膜炎和过敏性结膜炎部分）并不是眼科急症。

无论是突然的、完全的或短暂的视觉丧失，或只有光感，或是疼痛、畏光，都表明有潜在的各种损害性眼病（如视网膜动脉阻塞、视神经炎、一过性黑矇、视网膜脱落）。眼科医生应该尽快评估病情。当患者伴有视物模糊、瞳孔变化、复视、眼球震颤、眼出血时，也建议转诊。

常见眼病

麦粒肿（睑腺炎）

睑腺炎是眼睑毛囊或皮脂腺的感染。常见于金黄色葡萄球菌感染。治疗包括湿热敷和局部应用抗菌药物（如磺胺醋酰）。不建议使用非处方药。如果睑腺炎对湿热敷几日内均无反应，应该去看眼科医生。

结膜炎

结膜炎是一种由于结膜被感染而产生的常见外眼疾病。症状为结膜充血伴脓性或浆液性分泌物，并有痒、刺痛感和异物感。患者出现眼部疼痛、视力下降、不规则充血、瞳孔变化或眼球变混浊，都应建议其找眼科医生就诊，因为这些都提示有较严重的眼病。

结膜炎可能是由于细菌、真菌、寄生虫、病毒或过敏引起的。虽然许多其他的细菌也可能引起细菌性结膜炎，但大多数是由金黄色葡萄球菌、肺炎链球菌（在温凉环境中）或埃及嗜血杆菌（在温暖环境中）所引起的。感染通常起始于一只眼睛，由手传染到另一只眼睛，也可以传染给其他人。与细菌性结膜炎不同，角膜感染能使视力快速下降，因此，正确的诊断极为重要。

急性细菌性结膜炎（红眼病）

案例 54-5

问题 1：L. T. ，男，6 岁，双眼结膜弥漫性充血 2 日，睫毛及眼角有残渣状分泌物，视力正常，双瞳孔等大等圆。诊断为急性细菌性结膜炎。用 10% 的磺胺醋酰钠滴眼液治疗，每 2 小时 1 次，点双眼。还有其他治疗方案吗？有什么需要注意的吗？

虽然类似此类典型的细菌性结膜炎可以根据经验治疗，但应该形成一种常规方案。其他抗菌药物滴眼液或眼膏，如新霉素-多黏菌素 B-短杆菌肽混合眼用制剂（Neosporin）在这种情况下也可使用。尽管其他抗菌药物如眼用喹诺酮类可治疗细菌性结膜炎，但因其价格及其耐药性的增加，此类药物应被限制在二线治疗。恰当的治疗方案也包括对眼睑的清洁和卫生防护以避免其他孩子被传染。对于眼部分泌物，尽量经常用湿润的棉签或棉线涂药器清除，温和的婴儿洗发精可用来润湿涂药器。分泌物的结痂可以用温水进行湿润使其变柔软。因使用过的治疗物品有传染性，应严格消毒处理。多人同用一条毛巾也会传播细菌性结膜炎。

过敏性结膜炎

案例 54-6

问题 1：N. V. ，女，10 岁，因"花粉热"双眼发红 2 个月（六月和七月）。双眼睑无分泌物结痂，视力正常；时常因为痒而揉眼睛。对于 N. V. 的过敏性结膜炎，最佳方案是什么？

含或者不含抗组胺药物（例如安他唑啉、非尼拉敏）的局部血管收缩剂（例如萘甲唑啉、四氢唑啉）可以用来治疗充血，但不应过度应用，因为可能会导致反弹性充血。因此，考虑到有反弹性充血和掩盖更多眼部炎症的风险，推荐局部血管收缩剂的疗程不超过 72 小时，口服抗组胺剂片剂或糖浆可使症状暂时减轻。某些眼用抗组胺药物可有效治疗过敏性结膜炎，如 0.05% 左卡巴斯汀每日 2~4 次、0.1% 奥洛他定每日 2 次（间隔 6~8 小时）或 0.2% 奥洛他定每日 1 次、0.05% 依美斯汀每日 4 次和 0.025% 酮替芬每日 2~4 次[115-117]。酮替芬、奥洛他定、氮卓斯汀和依匹斯汀都有抗组胺和肥大细胞稳定作用。奥洛他定可抑制其他肥大细胞释放炎症介质如纤维蛋白溶酶和前列腺素[118]。一项小样本的研究显示,在成人患者中,奥洛他定比酮替芬疗效更好,能更快缓解过敏性结膜炎的症状[119]。与奥洛他定和安慰剂相比,氮卓斯汀见效稍快[120]。1.5%贝他斯汀每日2次给药比0.2%奥洛他定0.2%每日1次给药在持续14日的治疗中,能更好地缓解晚间眼部和鼻部症状[121]。0.25%阿卡他定和0.2%奥洛他定每日1次给药可缓解眼部刺激和瘙痒,作用时间维持16~24小时[122]。但目前没有证据明确证实哪种药物更有效。理想的治疗方案应该是脱敏治疗,但当结膜炎是由季节性过敏源引起时,脱敏治疗通常是不可行的。局部糖皮质激素的使用可明显减轻症状,但其潜在的不良反应却限制了他们的应用(参见眼科糖皮质激素药物部分)。

眼用色甘酸钠,可抑制过敏介质组胺的释放,对传统治疗无效的患者可能是一个新选择。洛度沙胺、吡嘧司特钾和奈多罗米与色甘酸钠有相似的作用机制,这些药物也可减少嗜酸细胞的趋化与活化。在对比研究中,0.1%洛度沙胺在治疗过敏性眼病包括春季角结膜炎方面,至少与2%~4%色甘酸钠眼药同样有效[123,124]。在这些研究中,用洛度沙胺每日4次,每次1滴治疗的患者表现出更快速和更强的反应。在一项为期2周的交叉研究中,对28名7岁以上患者给予奈多罗米和奥洛他定分别每日2次点眼,结果提示患者更易于接受奈多罗米,但治疗结果基本相同[124,125]。

角膜溃疡

案例 54-7

问题1: T.S被诊断为右眼细菌性角膜溃疡,医生给予"增强型庆大霉素"与头孢唑林滴眼治疗,目前无市售,请问此治疗方案的依据是什么? 患者如何获得这种滴眼液?

细菌性角膜溃疡的初始治疗方案是根据细菌革兰氏染色结果和临床经验制定。单一或抗菌药物联合治疗均可。虽然目前市售的抗菌药物眼用制剂有效,但一些医生认为此类药物抗菌药物含量太低,治疗细菌性角膜溃疡效果欠佳[126,127]。

用于细菌性角膜溃疡局部使用的抗菌药可以是注射用抗菌药物或将注射用抗菌药物加到滴眼液中成为"增强型"抗菌药物。常用药物为包括杆菌肽5 000~10 000U/ml、头孢唑林33~100mg/ml、庆大霉素或妥布霉素91~136mg/ml和万古霉素25~50mg/ml的复方制剂。增强型庆大霉素是把80mg庆大霉素注射液加入市售的庆大霉素滴眼液中,庆大霉素的最终浓度是13.6mg/ml。头孢唑林滴眼液是将注射用头孢唑林500mg用2ml生理盐水溶解,然后加到已去除2ml液体的15ml人工泪液药瓶中,头孢唑林的终浓度为33mg/ml。初始治疗时每15~30分钟1次,随着溃疡愈合,用药间隔可相应延长[128]。现配的眼科复方制剂必须符合国家法律,同时也要重视质量控制(如pH、黏度、无菌、不溶性微粒)。此类无菌制剂如不符合既定标准是不能被使用的。通常情况下,此类药物需要在有层流装置的条件下制备。

眼用糖皮质激素

药物制剂的比较与应用

案例 54-8

问题1: S.S. 左眼白内障术后,1%醋酸泼尼松龙每日4次。醋酸泼尼松龙选择合适吗?

常用眼用糖皮质激素药物如表54-4所示,酸根形式可影响药物在角膜的穿透,例如双相盐穿透完整角膜的能力比水溶性的盐溶液类强。但穿透角膜的能力增强并不意味着疗效的增强,1%醋酸泼尼松龙和0.1%醋酸氟米龙抗炎效果最强[129-131]。最常用的眼用糖皮质激素为醋酸泼尼松龙,其原因是价格低且适用范围广。

表 54-4

眼科的糖皮质激素药物

低效	中效	高效
0.05%地塞米松(地塞米松磷酸盐)	0.1%倍氯米松	0.5%倍氯米松
0.1%地塞米松(地塞米松磷酸盐)	0.1%地塞米松(乙醇)	0.1%醋酸氟米龙
1%甲羟孕酮(HMS)	0.1%氟米龙	1%醋酸泼尼松龙
	0.25%氟米龙	1%利美索龙
	0.2%氯替泼诺	
	0.5%氯替泼诺	
	0.12%醋酸泼尼松龙	
	0.125%泼尼松龙磷酸钠	
	1%泼尼松龙磷酸钠	

眼用糖皮质激素可用于结膜、角膜和眼前节炎症的各种情况,但对于患者眼水痘、牛痘、单纯疱疹以及结核分枝杆菌感染的患者是禁忌的。

不良反应

眼压升高

案例 54-8,问题 2:S. S. 使用 1% 醋酸泼尼松龙滴左眼,每日 4 次,持续 8 周。治疗之前,两只眼睛的眼压均为 16mmHg,但最后 1 次随访时,其右眼眼压为 16mmHg,左眼 26mmHg,请评估。

S. S. 眼压升高很有可能与局部使用糖皮质激素有关,在一项研究中,可升高眼压的眼用制剂被分成了 3 个亚组[104,105,132](表 54-5),糖皮质激素致眼压升高 ≥10mmHg 中,氟米龙为 29.5 日(中位数),而地塞米松为 22.7 日(中位数)[133]。一项回顾性研究显示糖皮质激素高反应的患者有 13% 发展为原发性开角型青光眼,63.8% 发展为高眼压症,糖皮质激素低反应者则无人发展为原发性开角型青光眼,仅 2.4% 发展为高眼压症[133]。糖皮质激素诱导的眼压升高多由局部用药引起,但全身用药也可导致类似结果,只是发生率较低[134]。但对于高度近视,糖尿病患者或其他结缔组织病(例如类风湿关节炎)患者应用糖皮质激素后眼压升高的风险高于其他患者。

表 54-5

随机人群眼内压受局部糖皮质激素药物的影响

作者	参数	试验例数	低	中等	高	均数
Armalay 等[105]	应用 0.1% 地塞米松后眼压上升幅度	80	≤5mmHg 66%	6～15mmHg 29%	≥16mmHg 5%	5.5mmHg
Becker 等[132]	应用 0.1% 地塞米松 6 周后最终眼压	50	≤19mmHg 70%	20～30mmHg 26%	≥32mmHg 4%	17.0mmHg
	最大反应时间		2 周	4 周	4 周	

局部应用糖皮质激素可减少房水排出,而全身应用糖皮质激素却可增加房水的生成[134],对眼压的此类影响与糖皮质激素透过角膜的能力无关。地塞米松升高眼压的作用最强[135],但氟米龙、甲羟孕酮、利美索龙和氯替泼诺对眼压的影响较小,尽管偶尔也能显著增加眼压[136-138],但停用后可恢复正常。在高眼压患者的追踪调查中发现,对糖皮质激素敏感的患者很可能会发生青光眼视野缺损[139]。

白内障

案例 54-9

问题 1:G. A. 因哮喘服用泼尼松 10mg/d 已达 1 年,在一次常规的眼科检查中发现有早期白内障,为什么会与泼尼松有关?

全身和局部使用糖皮质激素会导致白内障。在口服泼尼松 10～16mg/d(或相等剂量糖皮质激素)1 年甚至更长时间后,约 23% 的患者会患囊膜下白内障症(posterior subcapsular cataracts,PSC)[140,141]。估计服用泼尼松高于 16mg/d 且持续时间超过 1 年的患者中,形成白内障的概率将达到 70% 以上。服用泼尼松小于 10mg/d 或相等剂量糖皮质激素的患者患 PSC 的概率很小。有观点认为,"安全"剂量这种概念应该被废除,因为患者对药物的敏感性不同[142]。从 G. A. 的病例可以看出,白内障很少引起患者的不适且视力下降并不明显。尽管全身应用糖皮质激素的不良反应已被关注,局部使用糖皮质激素也可导致 PSC[143]。隔日服用糖皮质激素可减少 PSC 的形成[144]。长期使用糖皮质激素的患者都应接受常规的眼科随访。

眼用药物的全身不良反应

案例 54-10

问题 1:J. F. ,62 岁,女性,使用 10% 去氧肾上腺素滴眼散瞳,用后不久,她的血压升至 210/130mmHg,持续了 5 分钟。她很困惑。局部使用去氧肾上腺素发生此种不良反应的概率有多大?其他眼用药物是否也有类似不良反应?

与使用 10% 去氧肾上腺素有关的不良反应有 33 例[145],在一个双盲试验中,对 150 例受试者使用 10% 去氧肾上腺素或 1% 托吡卡胺后,给药组的血压和对照组相比无明显差异[146],但患有高血压或心脏病患者使用 10% 去氧肾上腺素时,不良反应风险增加,应密切观察。局部应用 2.5% 去氧肾上腺素无引起类似不良反应的报道。

除了前面提及的局部使用胆碱能药物、肾上腺素和噻吗洛尔会引起全身的不良反应外,局部使用阿托品、环喷托酯和东莨菪碱也可能引起精神方面的不良反应[147-149]。目前已有局部使用阿托品致患者死亡的报告[150],后马托品可导致共济失调,还有一例局部使用托吡卡胺致意识丧失的报告[151]。

间断局部使用氯霉素-多黏菌素 B 眼膏 4 个月后发现骨髓先天发育不良[152],一名 30 个月大的女婴在使用地塞米松(其溶剂为乙醇)每日 4 次点双眼,持续 14 个月后产生了类库欣综合征的反应[153]。

眼局部应用前列腺素及其类似物后,也可产生全身性不良反应(见表 54-1)。

眼用非甾体抗炎药

案例 54-11

问题 1：W. A 拟行白内障摘除联合人工晶体植入术，术前嘱其使用 0.03% 的氟比洛芬以防止术中瞳孔缩小，但医院只有 0.1% 的双氯芬酸，可以代替氟比洛芬吗？

目前眼用非甾体抗炎药（如溴芬酸、双氯芬酸、氟比洛芬、酮咯酸和奈帕芬胺）的作用机制类似，均是抑制前列腺素的合成以减少前列腺素对眼部的作用[154]，尽管如此，细微的区别仍然存在，适应证也不尽相同[155-162]（表 54-6）。此类药物耐受性良好，但可引起短暂的烧灼感以及在静脉滴注时会有疼痛感。双氯芬酸未被批准用于防治术中瞳孔缩小，但也有研究表明不同规格的双氯芬酸可有效预防瞳孔缩小。

表 54-6

眼用非甾体抗炎药

指征	与指征相应的建议用药	药量(s)
抑制术中瞳孔缩小	双氯芬酸 0.1%（Voltaren，U）	3 种建议药量：每 15~30min1 滴，共用 4 次；1 滴 tid 术前 2 日；术前 2h、1h 和 15min 各 1 滴
	氟比洛芬 0.03%（Ocufen，A）	术前 2h 内，每 30min1 滴
	酮咯酸 0.5%（Acuar，U）	术前 1h 开始，每 15min1 滴
白内障术后抗炎	溴芬酸 0.09%（Xibrom，A）	1 滴 bid，术后 24h 开始到术后 2 周
	双氯芬酸 0.1%（A） 奈帕芬胺 0.1%（Nevanac，A）	1 滴 bid~qid，包括术前 24h 1 滴 tid，包括术前 24h，到术后 2 周（奈帕芬胺处方信息，alcon 实验室，2006 年 11 月）
	酮咯酸 0.5%（A）	1 滴 tid，包括术前 2h
预防/治疗黄斑囊样水肿	双氯芬酸 0.1%（U）	术前 2 滴 5 次/日，术后 1 滴 3~5 次/日
	酮咯酸 0.5%（U）	1 滴 tid~qid，包括术前 24h
眼科感染情况（虹膜炎，虹膜睫状体炎，外层巩膜炎）	双氯芬酸 0.1%（U）	1 滴 qid
季节过敏/春季结膜炎	溴芬酸 0.09%（U）	1 滴 bid
	双氯芬酸 0.1%（U）	1 滴 q2h。在 48h 内；然后 1 滴 qid
	酮咯酸 0.5%（A）	1 滴 qid

A，批准使用；bid，每日 2 次；qid，每日 4 次；tid，每日 3 次；U，未批准使用

眼单纯疱疹病毒感染

案例 54-12

问题 1：P. B.，34 岁，男性，2 周前出现左眼发红、刺痛、有水样分泌物，近来自觉左眼视物模糊、畏光，裂隙灯检查示孟加拉玫瑰红染色后的角膜上皮多处树枝状缺损。这种树枝状的缺损是眼单纯疱疹病毒（Ⅰ 型）感染的典型表现。应如何治疗？

眼部疱疹比较常见，主要是单纯疱疹病毒感染引起的，水痘带状疱疹也能引起，不过概率很小，单纯疱疹病毒感染部位为眼睑、结膜、角膜，同时患者会有刺痛感、眼红、畏光。当疱疹病毒感染结膜上皮时，通常会自愈而不留瘢痕，偶尔会感染至角膜深部，留下的瘢痕可能会导致失明，曲氟尿苷

对于 P. B. 来说是一个不错的选择。

曲氟尿苷

体外研究表明曲氟尿苷的作用机制与碘苷相似，同时曲氟尿苷也可抑制胸腺嘧啶核苷酸合成酶（一种 DNA 合成的必须酶），但其体内抗病毒的效果并没有被证实。

对于眼部病毒感染的治疗，可以使用 1% 曲氟尿苷滴眼剂滴患眼。每 2 小时 1 次，日最大剂量不超过 9 滴。角膜上皮修复仍需继续使用曲氟尿苷 7 天，给药频次减少至每 4 小时 1 次，每日不少于 5 滴。由于其具有潜在的眼部毒性，连续用药不能超过 21 日。

约 96% 的疱疹性角膜溃疡可在 2 周内痊愈[163]。使用 1% 曲氟尿苷滴眼，房水中的浓度即可达到治疗要求。由此也提高了间质性角膜炎和葡萄膜炎的疗效。此外曲氟尿苷也能治疗对碘苷和阿糖腺苷耐药的单纯疱疹病毒感染。

尽管曲氟尿苷比其他药物（如碘苷和阿糖腺苷）有优

势,但它也不是没有缺点。曲氟尿苷能对正常的角膜细胞产生和感染细胞一样的影响。同时也会造成角膜上皮点状损害,这些是由曲氟尿苷的细胞毒性作用所致[164]。但这些不良反应发生的概率要比碘苷和阿糖腺苷少。

阿昔洛韦

在体外试验中,对于各种Ⅰ型和Ⅱ型的单纯疱疹病毒的抑制率,阿昔洛韦的效应是碘苷和曲氟尿苷的5~10倍,是阿糖腺苷的100多倍[165]。阿昔洛韦的优势在于对正常的宿主细胞没有毒性。在兔动物模型中(兔的眼睛结构和人类的相似)对疱疹病毒角膜上皮溃疡的治愈率和清除病毒能力,3%阿昔洛韦眼膏比0.5%的碘苷及3%的阿糖腺苷眼膏要有效得多[166],多项研究表明阿昔洛韦、碘苷对人类溃疡性角膜上皮损害的治疗效果没有统计学上的显著差异[166]。和碘苷相比,用药1周后阿昔洛韦和阿糖腺苷表现出更高的愈合率。此外,在治疗树状上皮角化病时,阿昔洛韦和阿糖腺苷较碘苷也有优势[167],给药方案为,每隔4小时1次,每次滴入1cm左右眼膏,每日5次,疗程为14日或待痊愈后至少继续使用3日。具体使用方法详见说明书,阿昔洛韦及阿昔洛韦耐药详见第74章的描述,HIV病毒感染的介绍详见第79章。

其他药物

0.05%和0.15%更昔洛韦眼用凝胶与3%阿昔洛韦眼膏在治疗浅表性单纯疱疹病毒性角膜炎上效果一致[168]。1%西多福韦眼膏每日2次给药与曲氟尿苷每日5次在兔眼模型上的疗效相当[169]。西多福韦每日2~4次给药比3%喷昔洛韦眼膏更有效[169]。

年龄相关性黄斑变性

案例 54-13

问题1:E. A. ,77岁,女性,视力模糊,阅读时需要特别亮的光才能看清,她从网上看到信息,怀疑是年龄相关性黄斑变性,她想知道哪种药物适合她。

在55岁以上的美籍欧裔人中,致盲的首要原因就是年龄相关性黄斑变性(age-related macular degeneration,AMD)[170]。分为干性和湿性两型。干性黄斑变性占85%,由于光感受器细胞减少导致视力下降[171]。干性黄斑变性最常见的症状是视物模糊,一些微细的事物(如面容、书本中的文字)更看不清楚。15%的黄斑变性患者是湿性,此类型比较严重,多数可能引起视力丧失。湿性黄斑变性最初的症状之一是把直线看成波浪线,这与视网膜后血管异常增生有关,即脉络膜新生血管形成。血管内皮生长因子(VEGF)与脉络膜新生血管形成有关,VEGF通过刺激内皮细胞分裂,增加微血管的通透性和眼部炎症的发生,促进脉络膜新生血管的形成[172]。因此VEGF抑制剂(如培加尼布、贝伐珠单抗和雷珠单抗)可用于治疗湿性黄斑变性。

培加尼布

培加尼布可抑制血管生成,减少血管的通透性,同时减少炎症的发生。在一项1 208位受试者的随机双盲试验中,培加尼布的疗效被进行了评估,共有1 190位受试者进行了至少一项药物治疗研究,有4位受试者因视力敏锐度基线未达标而退出。将第6周和第54周的结果进行对比分析发现,1 186位受试者的视力在第54周较第6周有了明显好转[173]。FDA批准的培加尼布剂量0.3mg每6周静脉注射1次的疗效与1mg~3mg给药方案相当,但其最严重的不良反应是眼内炎(12例)、晶体损伤(5例)和视网膜脱落(6例)[173]。患者在注射培加尼布后应监测眼内压是否升高,注射30分钟后可出现眼压升高,应持续监测眼压2~7日。

贝伐珠单抗

贝伐珠单抗是人源化的重组单克隆免疫球蛋白G1抗体,用于结肠癌转移的一线或二线治疗。该药曾被超说明书用药,通过静脉注射或玻璃体腔注射治疗3 500多名患者眼部新生血管生成[172]。一项研究显示有18名受试者静脉注射贝伐珠单抗(5mg/kg),每2周1次,对第12周和第24周的黄斑中心凹下脉络膜新生血管的影响分析,其视力都有了一定的改善,虽然在第3周出现的血压升高有统计学意义,但未出现严重不良反应。玻璃体腔注射贝伐珠单抗常用剂量为1.25mg,通常是每4~6周给药1次,如视力有一定恢复,可继续使用,给药时间间隔最长不宜超过一年。在这些开放性研究中大多数受试在随访的3个月中,平均视力均有所提高,且无严重不良反应。

雷珠单抗

雷珠单抗是贝伐珠单抗的一个fab片段,在2006年6月被批准玻璃体内注射用于治疗湿性黄斑变性。其分子量约为贝伐珠单抗的1/3,当玻璃体腔注射后,小分子量有助于雷珠单抗透过视网膜。雷珠单抗较贝伐珠单抗血浆半衰期更短,同时对VEGF亲和力更强,贝伐珠单抗有两个亲和位点,而雷珠单抗只有一个,但这两种药物与临床相关的药代动力学及药效学方面的差异目前尚不清楚[172]。雷珠单抗的推荐剂量为0.5mg,玻璃体内注射,每4周注射1次。此治疗方案维持12~24个月可明显提高患者的视力[173]。雷珠单抗主要不良反应包括结膜出血、眼疼和眼内压升高等。

贝伐珠单抗较雷珠单抗价格便宜很多,但疗效相当,因此贝伐珠单抗在治疗湿性黄斑变性时应用更多。国家眼科中心已经启动了一项贝伐珠单抗与雷珠单抗治疗年龄相关性黄斑变性的对比研究,为多中心、随机对照临床试验[174]。

阿柏西普

2012年9月,阿柏西普被美国批准成为第二个VEGF抑制剂,用于治疗视网膜脉络膜静脉阻塞(choroidal vein retinal occlusion,CRVO)引起的黄斑水肿。正在进行的CO-PERNICUS和CALILEO试验已经初步证明了此药对CRVO引起的黄斑水肿的治疗有效性。COPERNICUS和CALILEO

这两项研究中的 358 例患者,每月接受 2mg 阿柏西普治疗,通过连续 6 个月的治疗,分别有 56% 和 60% 的患者的最佳矫正视力(BCAC)较基线提升了 15 个字母,而对照组仅 12% 和 22%(两个研究均 P<0.01)。并且,在这两项研究中,试验组患者较安慰剂组的视力分别提升了 21.3 和 14.7 个字母(两个研究均 P<0.01)[175]。

虽然有效性和安全性看起来与其他抗 VEGF 类药物相似,但是阿柏西普具有更高的效力、受体亲和力、更长的作用持续时间,将成为一个非常具有吸引力的新选择。

（宋智慧、肖宁、张杨、余克富 译，
孙旭光 校，王家伟 审）

参考文献

1. Riordan-Eva P, Whitcher JP, eds. *Vaughan and Ashbury's General Ophthalmology*. 18th ed. New York, NY: McGraw-Hill Professional; 20011.
2. Tham YC et al. Global prevalence of glaucoma and projections of glaucoma burden through 2040: a systematic review and meta-analysis. *Ophthalmology*. 2014;121(11):2081–2090.
3. Glaucoma Facts and Stats. Glaucoma Research Foundation. May 5, 2015. **http://www.glaucoma.org/glaucoma/glaucoma-facts-and-stats.php**. Accessed December 2015.
4. Gordon MO et al. The Ocular Hypertension Treatment Study: baseline factors that predict the onset of primary open-angle glaucoma. *Arch Ophthalmol*. 2002;120:714.
5. American Academy of Ophthalmology. Primary open-angle glaucoma, preferred practice pattern. San Francisco, CA: American Academy of Ophthalmology, 2010. **http://www.aao.org/ppp**. Accessed June 2015.
6. Rakofsky SI et al. A comparison of the ocular hypotensive efficacy of once-daily and twice-daily levobunolol treatment. *Ophthalmology*. 1989;96:8.
7. Berson FG et al. Levobunolol compared with timolol for the long-term control of elevated intraocular pressure. *Arch Ophthalmol*. 1985;103:379.
8. Battershill PE, Sorkin EM. Ocular metipranolol: a preliminary review of its pharmacodynamic and pharmacokinetic properties, and therapeutic efficacy in glaucoma and ocular hypertension. *Drugs*. 1988;36:601.
9. Mills KB, Wright G. A blind randomised cross-over trial comparing metipranolol 0.3% with timolol 0.25% in open-angle glaucoma: a pilot study. *Br J Ophthalmol*. 1986;70:39.
10. Krieglstein GK et al. Levobunolol and metipranolol: comparative ocular hypotensive efficacy, safety, and comfort. *Br J Ophthalmol*. 1987;71:250.
11. Scoville B et al. A double-masked comparison of carteolol and timolol in ocular hypertension. *Am J Ophthalmol*. 1988;105:150.
12. Stewart WC et al. A 3-month comparison of 1% and 2% carteolol and 0.5% timolol in open-angle glaucoma. *Graefes Arch Clin Exp Ophthalmol*. 1991;229:258.
13. Brazier DJ, Smith SE. Ocular and cardiovascular response to topical carteolol 2% and timolol 0.5% in healthy volunteers. *Br J Ophthalmol*. 1988;72:101.
14. Levy NS et al. A controlled comparison of betaxolol and timolol with long-term evaluation of safety and efficacy. *Glaucoma*. 1985;7:54.
15. Zimmerman TJ, Kaufman HE. Timolol: dose response and duration of action. *Arch Ophthalmol*. 1977;95:605.
16. Kwitko GM et al. Bilateral effects of long-term monocular timolol therapy. *Am J Ophthalmol*. 1987;104:591.
17. Britman NA. Cardiac effects of topical timolol. *N Engl J Med*. 1979;300:566.
18. Kim JW, Smith PH. Timolol-induced bradycardia. *Anesth Analg*. 1980;59:301.
19. McMahon CD et al. Adverse effects experienced by patients taking timolol. *Am J Ophthalmol*. 1979;88:736.
20. Jones FL Jr, Ekberg NL. Exacerbation of asthma by timolol. *N Engl J Med*. 1979;301:270.
21. Van Buskirk EM. Corneal anesthesia after timolol maleate therapy. *Am J Ophthalmol*. 1979;88:739.
22. Draeger J, Winter R. The local anaesthetic action of metipranolol versus timolol in patients with healthy eyes. In: Merte HJ, ed. *Metipranolol Pharmacology of Beta-Blocking Agents and Use of Metipranolol in Ophthalmology. Contributions to the First Metipranolol Symposium, Berlin 1983*. New York, NY: Springer-Verlag Wien; 1983:76.
23. Akingbehin T, Villada JR. Metipranolol-associated granulomatous anterior uveitis. *Br J Ophthalmol*. 1991;75:519.
24. Zimmerman TJ et al. Side effects of timolol. *Surv Ophthalmol*. 1983;28(Suppl):243.
25. Rozier A et al. Gelrite: a novel, ion-activated, in-situ gelling polymer for ophthalmic vehicles. Effect on bioavailability of timolol. *Int J Pharm*. 1989;57:163.
26. Shedden AH et al. Multiclinic, double-masked study of 0.5% Timoptic-XE once daily versus 0.5% Timoptic twice daily [abstract]. *Ophthalmology*. 1993;100(Suppl):111.
27. Berson FG et al. Levobunolol: a β-adrenoreceptor antagonist effective in the long-term treatment of glaucoma. The Levobunolol Study Group. *Ophthalmology*. 1985;92:1271.
28. Akingbehin T et al. Metipranolol-induced adverse reactions: I. The rechallenge study. *Eye (Lond)*. 1992;6(Pt 3):277.
29. Akingbehin T, Villada JR. Metipranolol-induced adverse reactions: II. Loss of intraocular pressure control. *Eye (Lond)*. 1992;6(Pt 3):280.
30. Bacon PJ et al. Cardiovascular responses to metipranolol and timolol eyedrops in healthy volunteers. *Br J Clin Pharmacol*. 1989;27:1.
31. Berry DP Jr et al. Betaxolol and timolol: a comparison of efficacy and side effects. *Arch Ophthalmol*. 1984;102:42.
32. Stewart RH et al. Betaxolol vs. timolol: a six-month double-blind comparison. *Arch Ophthalmol*. 1986;104:46.
33. Allen RC et al. A double-masked comparison of betaxolol vs. timolol in the treatment of open-angle glaucoma. *Am J Ophthalmol*. 1986;101:535.
34. Zioptan [prescribing information]. Whitehouse Station, NJ: Merck Sharp & Dohme Corp.; 2012.
35. Alexander CL et al. Prostaglandin analog treatment of glaucoma and ocular hypertension. *Ann Pharmacother*. 2002;36:504.
36. Xalatan [prescribing information]. New York, NY: Pfizer, Pharmacia and Upjohn Company; 2009.
37. Camras CB et al. Latanoprost treatment for glaucoma: effects of treating for 1 year and of switching from timolol. United States Latanoprost Study Group. *Am J Ophthalmol*. 1998;126:390.
38. Bucci MG. Intraocular pressure-lowering effects of latanoprost monotherapy versus latanoprost or pilocarpine in combination with timolol: a randomized, observer-masked multicenter study in patients with open-angle glaucoma. Italian Latanoprost Study Group. *J Glaucoma*. 1999;8:24.
39. Simmons ST et al. Three-month comparison of brimonidine and latanoprost as adjunctive therapy in glaucoma and ocular hypertension patients uncontrolled on j-blockers: tolerance and peak intraocular pressure lowering. *Ophthalmology*. 2002;109:307.
40. Hoyng PF et al. The additive intraocular pressure-lowering effects of latanoprost in combined therapy with other ocular hypotensive agents. *Surv Ophthalmol*. 1997;41(Suppl 2):S93.
41. Kimal Arici M et al. Additive effect of latanoprost and dorzolamide in patients with elevated intraocular pressure. *Int Ophthalmol*. 1998;22:37.
42. Smith SL et al. The use of latanoprost 0.005% once daily and its effect on intraocular pressure as primary or adjunctive therapy. *J Ocul Pharmacol Ther*. 1999;15:29.
43. Netland PA et al. Travoprost compared with latanoprost and timolol in patients with open-angle glaucoma or ocular hypertension. *Am J Ophthalmol*. 2001;132:472.
44. Goldberg I et al. Comparison of topical travoprost eye drops given once daily and timolol 0.5% given twice daily in patients with open-angle glaucoma or ocular hypertension. *J Glaucoma*. 2001;10:414.
45. Travatan [prescribing information]. Fort Worth, TX: Alcon Pharmaceuticals; 2004.
46. Sherwood M et al. Six-month comparison of bimatoprost once-daily and twice daily with timolol twice daily in patients with elevated intraocular pressure. *Surv Ophthalmol*. 2001;45(Suppl 4):S361.
47. Noecker RS et al. A six-month randomized clinical trial comparing the intraocular pressure-lowering efficacy of bimatoprost and latanoprost in patients with ocular hypertension or glaucoma. *Am J Ophthalmol*. 2003;135:55.
48. Lumigan [prescribing information]. Irvine, CA: Allergan; 2010.
49. Latisse (Bimatoprost Ophthalmic Solution) [prescribing information]. Irvine, CA: Allergan; 2009.
50. Uusitalo H et al. Efficacy and safety of tafluprost 0.0015% versus latanoprost 0.005% eye drops in open-angle glaucoma and ocular hypertension: 24-month results of a randomized, double-masked phase III study. *Acta Ophthalmol*. 2010;88:12–19.
51. Chabi A et al. Randomized clinical trial of the efficacy and safety of preservative-free tafluprost and timolol in patients with open-angle glaucoma or ocular hypertension. *Am J Ophthalmol*. 2012;153:1187–1196.
52. Ergorov E et al. Adjunctive use of tafluprost with timolol provides additive effects for reduction of intraocular pressure in patients with glaucoma. *Eur J Ophthalmol*. 2009;19:214–222.
53. Januleviciene I et al. Effects of preservative-free tafluprost on tear film osmolarity, tolerability, and intraocular pressure in previously treated patients

with open-angle glaucoma. *Clin Ophthalmol.* 2012;6:103–109.

54. Uusitalo H et al. Switching from a preserved to a preservative-free prostaglandin preparation in topical glaucoma medication. *Acta Ophthamol.* 2010;88:329–336.

55. Toris CB et al. Effects of brimonidine on aqueous humor dynamics in human eyes. *Arch Ophthalmol.* 1995;113:1514.

56. Alphagan P [prescribing information]. Irvine, CA: Allergan; 2008.

57. Melamed S, David R. Ongoing clinical assessment of the safety profile and efficacy of brimonidine compared with timolol: year-three results. Brimonidine Study Group II. *Clin Ther.* 2000;22:103.

58. Serle JB. A comparison of the safety and efficacy of twice daily brimonidine 0.2% versus betaxolol 0.25% in subjects with elevated intraocular pressure. The Brimonidine Study Group III. *Surv Ophthalmol.* 1996;41(Suppl 1):S39.

59. DuBiner HB et al. A comparison of the efficacy and tolerability of brimonidine and latanoprost in adults with open-angle glaucoma or ocular hypertension: a three-month, multicenter, randomized, double-masked, parallel-group trial. *Clin Ther.* 2001;23:1969.

60. Sall KN et al. Dorzolamide/timolol combination verses concomitant administration of brimonidine and timolol: six-month comparison of efficacy and tolerability. *Ophthalmology.* 2003;110:615.

61. Strahlman E et al. A double-masked, randomized 1-year study comparing dorzolamide (Trusopt), timolol, and betaxolol. International Dorzolamide Study Group. *Arch Ophthalmol.* 1995;113:1009.

62. Wayman L et al. Comparison of dorzolamide and timolol as suppressors of aqueous humor flow in humans. *Arch Ophthalmol.* 1997;115:1368.

63. Simbrinza [prescribing information]. Fort Worth, Texas: Alcon; 2014.

64. Azopt [prescribing information]. Fort Worth, TX: Alcon Laboratories; 2008.

65. Trusopt [prescribing information]. Whitehouse Station, PA: Merck & Co; 2009.

66. Rosenberg LF et al. Combination of systemic acetazolamide and topical dorzolamide in reducing intraocular pressure and aqueous humor formation. *Ophthalmology.* 1998;105:88.

67. Harris LS. Dose-response analysis of echothiophate iodide. *Arch Ophthalmol.* 1971;86:503.

68. Yüksel N et al. The short-term effect of adding brimonidine 0.2% to timolol treatment in patients with open-angle glaucoma. *Ophthalmologica.* 1999;213:228.

69. Sorensen SJ, Abel SR. Comparison of the ocular β-blockers. *Ann Pharmacother.* 1996;30:43.

70. Berson FG, Epstein DL. Separate and combined effects of timolol maleate and acetazolamide in open-angle glaucoma. *Am J Ophthalmol.* 1981;92:788.

71. Strahlman ER et al. The use of dorzolamide and pilocarpine as adjunctive therapy to timolol in patients with elevated intraocular pressure. The Dorzolamide Additivity Study Group. *Ophthalmology.* 1996;103:1283.

72. thoe Schwartzenberg GW, Buys YM. Efficacy of brimonidine 0.2% as adjunctive therapy for patients with glaucoma inadequately controlled with otherwise maximal medical therapy. *Ophthalmology.* 1999;106:1616.

73. Orzalesi N et al. The effect of latanoprost, brimonidine, and a fixed combination of timolol and dorzolamide on circadian intraocular pressure in patients with glaucoma or ocular hypertension. *Arch Ophthalmol.* 2003;121:453.

74. Van Buskirk EM, Betaxolol in patients with glaucoma and asthma. *Am J Ophthalmol.* 1986;101:531.

75. Zimmerman TJ et al. Therapeutic index of pilocarpine, carbachol, and timolol with nasolacrimal occlusion. *Am J Ophthalmol.* 1992;114:1.

76. Ellis PP et al. Effect of nasolacrimal occlusion on timolol concentrations in the aqueous humor of the human eye. *J Pharm Sci.* 1992;81:219.

77. Urtti A, Salminen L. Minimizing systemic absorption of topically administered ophthalmic drugs. *Surv Ophthalmol.* 1993;37:435.

78. Zambarakji HJ et al. An unusual side effect of dorzolamide. *Eye (Lond).* 1997;11(Pt 3):418.

79. Galin MA et al. Ophthalmological use of osmotic therapy. *Am J Ophthalmol.* 1966;62:629.

80. Drance SM. Effect of oral glycerol on intraocular pressure in normal and glaucomatous eyes. *Arch Ophthalmol.* 1964;72:491.

81. Becker B et al. Isosorbide: an oral hyperosmotic agent. *Arch Ophthalmol.* 1967;78:147.

82. Adams RE et al. Ocular hypotensive effect of intravenously administered mannitol; a preliminary report. *Arch Ophthalmol.* 1963;69:55.

83. D'Alena P, Ferguson W. Adverse effects after glycerol orally and mannitol parenterally. *Arch Ophthalmol.* 1966;75:201.

84. Spaeth GL et al. Anaphylactic reaction to mannitol. *Arch Ophthalmol.* 1967;78:583.

85. Fraunfelder FT, Fraunfelder FW. *Drug-Induced Ocular Side Effects.* Boston, MA: Butterworth Heinemann; 2001.

86. Grant WM. *Toxicology of the Eye.* 2nd ed. Springfield, IL: Charles C. Thomas; 1974.

87. D'Amico DJ et al. Amiodarone keratopathy: drug-induced lipid storage disease. *Arch Ophthalmol.* 1981;99:257.

88. Kaplan LJ, Cappaert WE. Amiodarone keratopathy: correlation to dosage and duration. *Arch Ophthalmol.* 1982;100:601.

89. Risperidone (Risperdal) [prescribing information]. Titusville, NJ: Ortho-McNeil-Janssen Pharmaceuticals, Inc; 1997.

90. Santaella RM, Fraunfelder FW. Ocular adverse effects associated with systemic medications. *Drugs.* 2007;67:75.

91. Nicastro NJ. Visual disturbances associated with over-the-counter ibuprofen in three patients. *Ann Ophthalmol.* 1989;21:447.

92. Hamill MB et al. Transdermal scopolamine delivery system (TRANSDERM-V) and acute angle-closure glaucoma. *Ann Ophthalmol.* 1983;15:1011.

93. Bar S et al. Presenile cataracts in phenytoin-treated epileptic patients. *Arch Ophthalmol.* 1983;101:422.

94. Marsch SCU, Schaefer HG. Problems with eye opening after propofol anesthesia. *Anesth Analg.* 1990;70:127.

95. Cunningham M et al. Eye tics and subjective hearing impairment during fluoxetine therapy. *Am J Psychiatry.* 1990;147:947.

96. Fraunfelder FT, Meyer SM. Amantadine and corneal deposits. *Am J Ophthalmol.* 1990;110:96.

97. Flach A. Photosensitivity to sulfisoxazole ointment. *Arch Ophthalmol.* 1981;99:609.

98. Flach AJ et al. Photosensitivity to topically applied sulfisoxazole ointment: evidence for a phototoxic reaction. *Arch Ophthalmol.* 1982;100:1286.

99. VFEND [prescribing information]. New York, NY: Pfizer Roerig Pharmaceuticals; 2003.

100. Laties AM et al. Expanded clinical evaluation of lovastatin (EXCEL) study results. II. Assessment of the human lens after 48 weeks of treatment with lovastatin. *Am J Cardiol.* 1991;67:447.

101. Shingleton BJ et al. Ocular toxicity associated with high-dose carmustine. *Arch Ophthalmol.* 1981;100:1766.

102. Hopen G et al. Corneal toxicity with systemic cytarabine. *Am J Ophthalmol.* 1981;91:500.

103. Pitlik S et al. Transient retinal ischaemia induced by nifedipine. *Br Med J (Clin Res Ed).* 1983;287:1845.

104. Leibowitz HM et al. Comparative anti-inflammatory efficacy of topical corticosteroids with low glaucoma-inducing potential. *Arch Ophthalmol.* 1992;110:118.

105. Armaly MF. Statistical attributes of the steroid hypertensive response in the clinically normal eye. I. The demonstration of three levels of response. *Invest Ophthalmol.* 1965;4:187.

106. Franufelder FT, Meyer SM. Posterior subcapsular cataracts associated with nasal or inhalation corticosteroids. *Am J Ophthalmol.* 1990;109:489.

107. Jick H, Brandt DE. Allopurinol and cataracts. *Am J Ophthalmol.* 1984;98:355.

108. Gleevec [prescribing information]. East Hanover, NJ: Novartis Pharmaceuticals Corp; 2010.

109. Friedman DI et al. Neuro-ophthalmic complications of interleukin 2 therapy. *Arch Ophthalmol.* 1991;109:1679.

110. Cialis [prescribing information]. Indianapolis, IN: Eli Lilly & Company; 2003.

111. Levitra [prescribing information]. West Haven, CT: Bayer Health Care; 2003.

112. Viagra [prescribing information]. New York, NY: Pfizer, Inc; October 2007.

113. Fraunfelder FT, Fraunfelder FW. Drug-related adverse effects of clinical importance to the ophthalmologist. National Registry of Drug-Induced Ocular Side Effects. **http://www.eyedrugregistry.com**. Accessed September 1, 2010.

114. Chang DF, Campbell JR. Intraoperative floppy iris syndrome associated with tamsulosin. *J Cataract Refract Surg.* 2005;31:664.

115. Abelson MB, Spitalny L. Combined analysis of two studies using the conjunctival allergen challenge model to evaluate olopatadine hydrochloride, a new ophthalmic antiallergic agent with dual activity. *Am J Ophthalmol.* 1998;125:797.

116. Emadine [prescribing information]. Fort Worth, TX: Alcon Laboratories; 1999.

117. Zaditor [prescribing information]. Duluth, GA: CIBA Vision; 1999.

118. Yanni JM et al. Preclinical efficacy of emedastine, a potent selective histamine H1 antagonist for topical ocular use. *J Ocul Pharmacol.* 1994;10:665.

119. Aguilar AJ. Comparative study of clinical efficacy and tolerance in seasonal allergic conjunctivitis management with 0.1% olopatadine hydrochloride versus ketotifen fumarate. *Acta Ophthalmol Scand Suppl.* 2000;(230):52.

120. Spangler DL et al. Evaluation of the efficacy of olopatadine hydrochloride 0.1% ophthalmic solution and azelastine hydrochloride 0.05% ophthalmic solution in the conjunctival allergen challenge model. *Clin Ther.* 2001;23:1272.

121. McCabe CF, McCabe SE. Comparative efficacy of bepotastine besilate 1.5% ophthalmic solution versus olopatadine hydrochloride 0.2% ophthalmic solution evaluated by patient preference. *Clin Ophthalmol.* 2012;6:1731.

122. Ackerman S et al. A multicenter evaluation of the efficacy and duration of action of alcaftadine 0.25% and olopatadine 0.2% in the conjunctival allergy challenge model. *J Asthma Allergy.* 2013;6:43.

123. Caldwell DR et al. Efficacy and safety of lodoxamide 0.1% vs cromolyn sodium 4% in patients with vernal keratoconjunctivitis. *Am J Ophthalmol.* 1992;113:632.

124. Fahy GT et al. Randomised double-masked trial of lodoxamide and sodium cromoglycate in allergic eye disease. A multicentre study. *Eur J Ophthalmol.* 1992;2:144.

125. Butrus S et al. Comparison of the clinical efficacy and comfort of olopatadine hydrochloride 0.1% ophthalmic solution and nedocromil sodium 2% solution in the human conjunctival allergen challenge model. *Clin Ther.* 2000;22:1462.

126. Baum JL. Initial therapy of suspected microbial corneal ulcers: I. Broad anti-biotic therapy based on prevalence of organisms. *Surv Ophthalmol.* 1979;24:97.

127. Jones DB. Initial therapy of suspected microbial corneal ulcers: II. Specific antibiotic therapy based on corneal smears. *Surv Ophthalmol.* 1979;24:97.

128. Çaça I et al. Therapeutic effect of culture and antibiogram in bacterial corneal ulcers. *Ann Opthalmol.* 2005;37:191.

129. Leibowitz H et al. Bioavailability and effectiveness of topically administered corticosteroids. *Trans Am Acad Ophthalmol Otolaryngol.* 1975;79:78.

130. Leibowitz HM, Kupferman A. Anti-inflammatory effectiveness in the cornea of topically administered prednisolone. *Invest Ophthalmol.* 1974;13:757.

131. Kupferman A, Leibowitz HM. Therapeutic effectiveness of fluorometholone in inflammatory keratitis. *Arch Ophthalmol.* 1975;93:1011.

132. Becker B, Ballin N. Glaucoma and corticosteroid provocative testing. *Arch Ophthalmol.* 1965;74:621.

133. Stewart RH et al. Ocular pressure response to fluorometholone acetate and dexamethasone phosphate. *Curr Eye Res.* 1984;3:835.

134. Godel V et al. Systemic steroids and ocular fluid dynamics. II. Systemic versus topical steroids. *Acta Ophthalmol (Copenh).* 1972;50:664.

135. Cantrill HL et al. Comparison of in vitro potency of corticosteroids with ability to raise intraocular pressure. *Am J Ophthalmol.* 1975;79:1012.

136. Stewart RH, Kimbrough RL. Intraocular pressure response to topically administered fluorometholone. *Arch Ophthamol.* 1979;97:2139.

137. Leibowitz HM et al. Intraocular pressure-raising potential of 1.0% rimexolone in patients responding to corticosteroids. *Arch Ophthalmol.* 1996;114:933.

138. Dell SJ et al. A controlled evaluation of the efficacy and safety of loteprednol etabonate in the prophylactic treatment of seasonal allergic conjunctivitis. International Dorzolamide Study Group. *Am J Ophthalmol.* 1997;123:791.

139. Kitazawa Y, Horie T. The prognosis of corticosteroid-responsive individuals. *Arch Ophthalmol.* 1981;99:819.

140. Oglesby RB et al. Cataracts in rheumatoid arthritis patients treated with corticosteroids: description and differential diagnosis. *Arch Ophthalmol.* 1961;66:519.

141. Oglesby RB et al. Cataracts in patients with rheumatic diseases treated with corticosteroids: further observations. *Arch Ophthalmol.* 1961;66:625.

142. Skalka HW, Prchal JT. Effect of corticosteroids on cataract formation. *Arch Ophthalmol.* 1980;98:1773.

143. Yablonski MF et al. Cataracts induced by topical dexamethasone in diabetics. *Arch Ophthalmol.* 1978;96:474.

144. Sevel D et al. Lenticular complications of long-term steroid therapy in children with asthma and eczema. *J Allergy Clin Immunol.* 1977;60:215.

145. Fraunfelder FT, Scafidi AF. Possible adverse effects from topical ocular 10% phenylephrine. *Am J Ophthalmol.* 1978;85:447.

146. Brown MM et al. Lack of side effects from topically administered 10% phenylephrine eye drops: a controlled study. *Arch Ophthalmol.* 1980;98:487.

147. Morton HG. Atropine intoxication: its manifestations in infants and children. *J Pediatr.* 1939;14:755.

148. Mark HH. Psychotogenic properties of cyclopentolate. *JAMA.* 1963;186:430.

149. Freund M, Merin S. Toxic effects of scopolamine eye drops. *Am J Ophthalmol.* 1970;70:637.

150. Hoefnagel D. Toxic effects of atropine and homatropine eye drops in children. *N Engl J Med.* 1961;264:168.

151. Wahl JW. Systemic reaction to tropicamide. *Arch Ophthalmol.* 1969;82:320.

152. Abrams SM et al. Marrow aplasia following topical application of chloramphenicol eye ointment. *Arch Intern Med.* 1980;140:576.

153. Musson K. Cushingoid status: induced by topical steroid medication. *J Pediatr Ophthalmol Strabismus.* 1968;5:33.

154. Flach AJ. Cyclo-oxygenase inhibitors in ophthalmology. *Surv Ophthalmol.* 1992;36:259.

155. Goa KL, Chrisp P. Ocular diclofenac: a review of its pharmacology and clinical use in cataract surgery, and potential in other inflammatory ocular conditions. *Drugs Aging.* 1992;2:473.

156. Ocufen [prescribing information]. Hormigueros, PR: Allergan America; 1992.

157. Voltaren Ophthalmic [prescribing information]. Atlanta, GA: CIBA Vision Ophthalmics; 1991.

158. Flach AJ et al. The effect of ketorolac tromethamine solution in reducing postoperative inflammation after cataract extraction and intraocular lens implantation. *Ophthalmology.* 1988;95:1279.

159. Flach AJ et al. Prophylaxis of aphakic cystoid macular edema without corticosteroids. *Ophthalmology.* 1990;97:1253.

160. Flach AJ et al. Improvement in visual acuity in chronic aphakic and pseudophakic cystoid macular edema after treatment with topical 0.5% ketorolac tromethamine. *Am J Ophthalmol.* 1991;112:514.

161. Tinkelman DG et al. Double-masked, paired-comparison clinical study of ketorolac tromethamine 0.5% ophthalmic solution compared with placebo eyedrops in the treatment of seasonal allergic conjunctivitis. *Surv Ophthalmol.* 1993;38(Suppl):133.

162. Ballas Z et al. Clinical evaluation of ketorolac tromethamine 0.5% ophthalmic solution for the treatment of seasonal allergic conjunctivitis. *Surv Ophthalmol.* 1993;38(Suppl):141.

163. Pavan-Langston DR, Foster CS. Trifluorothymidine and idoxuridine therapy of ocular herpes. *Am J Ophthalmol.* 1977;84:818.

164. McGill J et al. Some aspects of the clinical use of trifluorothymidine in the treatment of herpetic ulceration of the cornea. *Trans Ophthalmol Soc UK.* 1974;94:342.

165. Collins P, Bauer DJ. The activity in vitro against herpes virus of 9-(2-hydroxyethoxymethyl) guanine (acycloguanosine), a new antiviral agent. *J Antimicrob Chemother.* 1979;5:431.

166. Pavan-Langston DR et al. Acyclic antimetabolite therapy of experimental herpes simplex keratitis. *Am J Ophthalmol.* 1978;86:618.

167. Coster DJ et al. A comparison of acyclovir and idoxuridine as treatment for ulcerative herpetic keratitis. *Br J Ophthalmol.* 1980;64:763.

168. Colin J et al. Ganciclovir ophthalmic gel in the treatment of herpes simplex keratitis. *Cornea.* 1997;16:393.

169. Kaufman HE et al. Trifluridine, cidofovir, and penciclovir in the treatment of experimental herpetic keratitis. *Arch Ophthalmol.* 1998;116:777.

170. Congdon N et al. Causes and prevalence of visual impairment among adults in the United States. *Arch Ophthalmol.* 2004;122:477.

171. U.S. Department of Health and Human Services, National Institutes of Health, National Eye Institute. Age-related macular degeneration: what you should know. Washington, DC: National Eye Institute, National Institutes of Health, US Dept of Health and Human Services; 2003. Publication no. 03–2294.

172. Lynch SS, Cheng CM. Bevacizumab for neovascular ocular diseases. *Ann Pharmacother.* 2007;41:614.

173. Chapman JA, Beckey C. Pegaptanib: a novel approach to ocular neovascularization. *Ann Pharmacother.* 2006;40:1322.

174. Lucentis [prescribing information]. San Francisco, CA: Genentech; 2007.

175. Jager RD et al. Age-related macular degeneration [published correction appears in *N Engl J Med.* 2008;359:1736]. *N Engl J Med.* 2008;358:2606.